中草药识别与应用丛书

肿瘤中草药识别与应用

黄燮才 主编

广西科学技术出版社

图书在版编目（CIP）数据

肿瘤中草药识别与应用 / 黄燮才主编. —南宁：广西科学技
术出版社，2017.12（2024.4重印）
（中草药识别与应用丛书）
ISBN 978-7-5551-0725-5

Ⅰ．①肿… Ⅱ．①黄… Ⅲ．①肿瘤－中药疗法②中草药－
基本知识 Ⅳ．①R273②R282

中国版本图书馆CIP数据核字（2016）第314992号

肿瘤中草药识别与应用
ZHONGLIU ZHONGCAOYAO SHIBIE YU YINGYONG

黄燮才　主编

策　　划：罗煜涛　陈勇辉
责任编辑：李　媛　　　　　　　　责任校对：袁　虹
封面设计：苏　畅　　　　　　　　责任印制：韦文印

出 版 人：卢培钊　　　　　　　　出版发行：广西科学技术出版社
社　　址：广西南宁市东葛路66号　邮政编码：530023
网　　址：http://www.gxkjs.com

印　　刷：北京兰星球彩色印刷有限公司
开　　本：890 mm×1240 mm　1/32
字　　数：155千字　　　　　　　　印　　张：5.375
版　　次：2017年12月第1版　　　　印　　次：2024年4月第2次印刷
书　　号：ISBN 978-7-5551-0725-5
定　　价：78.00 元

《肿瘤中草药识别与应用》

编委会

主　　编：黄燮才

编 著 者：黄燮才　黄贤忠　黄镇才　林云仙　黄　榆　陆　晖
　　　　　黄　霞　杨松年　陈龙小　刘雪琼　黄槐林　韦家福
　　　　　黄钰淇　刘红武　李宁汉　刘启文　严仲铠　张效杰
　　　　　李延辉　邬家林　吴光弟　郑汉臣　刘玉琇　高士贤
　　　　　彭治章　仇良栋　周小鸣　罗世经　江宏达　孙玉正
　　　　　何光明

◆前　言◆

　　肿瘤是危害人类健康最严重的常见病、多发病之一。根据肿瘤对人类的危害不同，分为良性肿瘤和恶性肿瘤两种。恶性肿瘤又称为癌症，目前的死亡率仅次于心血管疾病而居第二位。因此，对肿瘤，特别是恶性肿瘤，应积极预防和及早发现与治疗。

　　中国医学对于肿瘤的认识最早见于我国第一部医学著作《黄帝内经》，该书的《素问·本病论》载："病……丹瘤疹疡留毒。"《灵枢·九针》载："四时八风之客于经络之中，为瘤病者也。"中国医学关于肿瘤的记载和论述，大都包括在症瘕、积聚、疢癖、噎膈、反胃、脏毒、肠覃、石瘕、十二带症、崩漏、骨疽、赘瘤、乳岩、黑疔、石疗、瘿瘤、肾岩、锁肛痔、疣痣等疾病中。

　　对肿瘤的防治，已成为世界性的重点研究课题之一，但目前医学界尚未找到治疗癌症的特效疗法。今后如何提高治疗癌症的疗效，除西医继续积累丰富的经验、努力攻克外，中国医学更有其独到之处。在我国，使用中草药治疗肿瘤已有悠久的历史。近10多年来，我国肿瘤防治研究工作取得了很大成绩，对中草药抗癌机理的研究越来越深入，越来越多的有效成分被分离出来，一些中草药已被用于肿瘤的临床治疗，中草药在世界医学中的影响也越来越大。现在，国内外已注重从传统药、中草药和中药方剂中寻找抗癌药物，并从已筛选的中草药中找到不少有抑癌、抗癌作用的物种。研究结果表明，从中草药中寻找抗肿瘤作用的药物是很有希望的，不少中草药既有抗癌、抑癌作用，又有提高免疫功能低下患者的免疫力作用。为了继承和发掘中国医药学遗产，使中草药在防治肿瘤病中更好地为人类健康服

1

务，我们本着安全、有效、简便、经济和药物易找的原则，选择了民间常用而且有抗癌或抑癌活性的中草药，结合临床经验，并参考有关文献资料，编著成这本《肿瘤中草药识别与应用》。

本书适合基层医生和中草药爱好者参考使用，也可供从事肿瘤病研究和资源开发者参考，希望本书的出版能在普及中草药科学知识、搞好城乡医疗保健、保障人民健康、开发利用中草药防治肿瘤病等方面提供可靠依据。

当前，"保护自然资源，保持生态平衡，就是保护人类自己"的观点已成为越来越多的国家和人民的共识，因此，希望在开发利用中草药时注意生态平衡，保护野生资源和物种。对疗效佳、用量大的野生中草药，应逐步引种栽培，建立生产基地，建立资源保护区，有计划地轮采，使我国有限的中草药资源能不断延续，为人类造福。

由于编者的水平有限和客观条件的限制，书中难免存在不足之处，欢迎读者提出宝贵意见。

黄燮才

2016年10月

◆编写说明◆

1. 品种：本书收载治疗肿瘤病临床常用中草药80种。每种按名称（别名）、来源、形态、生境分布、采收加工、性味功效、用量、禁忌、验方等项编写。目录的编排按中草药名称的第一个字的笔画多少为顺序。

2. 图片：每种中草药均有形态逼真的彩色图片。除小型草本拍摄全株外，木本、藤本和大型草本只拍摄有代表性的局部，用局部的枝叶、花或果来表现全体，因此在看图时，应对照形态项的描述，通过图文对照，提高识别能力。少数中草药还配有药材彩色图片。

3. 名称：中药原则上采用《中华人民共和国药典》、部颁标准或省（自治区）地方标准所用的名称；草药一般采用多数地区常用名称，以求药名逐步统一。

4. 学名：每种中草药在来源项中只选择1个符合国际命名法规的学名（拉丁学名）。

5. 验方：中西医病名均予采用，所列使用分量可供参考，使用时可根据药物性味功效和患者体质强弱、病情轻重、年龄大小、发病季节、所处地域等具体情况进行加减，做到辨证论治。凡不明症状或病情严重的，应及时请医生诊治，以免贻误病情。对有毒药物，用量尤须慎重，以免发生不良作用。

水煎服：指用清水浸过药面约2 cm煎药，煎好后滤出药液再加清水过药面复煎，2次药液混合作为1日量，分2～3次服用；病情紧急的，则1次顿服。煎药容器以砂锅为好，忌用铁器。

先煎：矿物类、介壳类（如龟板等）应打碎先煎，煮沸约10分钟后，再下其他药同煎。

后下：气味芳香的药物（如薄荷、砂仁等）宜在一般药即将煎好时下，再煎4～5分钟即可。

布包煎：为了防止煎药后药液浑浊及减少对消化道及咽喉的不良刺激，有些药物（如灶心土、旋覆花等）要用纱布包好再放入锅内煎煮；或先煎去渣，然后再放入其他药同煎。

另炖或另煎：某些贵重药物（如人参、鹿茸等），为了尽量保存有效成分，以免同煎时被其他药物吸收，可另炖或另煎，即将药物切成小片，放在加盖盅内，隔水炖1～2小时。

另焗：含有挥发油，容易出味，用量又少的药物（如肉桂等），可用沸开水半杯或用煎好的药液趁热浸泡并加盖。

冲服：散（粉）剂、小丸、自然汁及某些药物（如三七末、麝香、竹沥、姜汁、蜜糖、白糖或红糖）等，需要冲服。

烊化（溶化）：胶质、黏性大且易溶的药物（如阿胶、鹿胶、龟胶、饴糖等）与其他药物同煎，则易粘锅煮焦，或黏附于其他药物，影响药物有效成分溶解。用时应在其他药物煎好后，放入去渣的药液中微煮或趁热搅拌，使之溶解。

烧存性（煅存性）：将药物加热至焦化呈黑褐色，中心部分尚存留一点深黄色叫做"存性"，千万不能将药物烧成白灰，以致失去药效。

6. 计量：形态项的长度按公制用m（米）、cm（厘米）和mm（毫米）。验方中的重量换算如下：1斤（16两）=500克，1两=30克，1钱=3克。液体按1斤=500毫升。验方的量，除儿科疾病外，均按成人量，儿童用时应酌减，一般用量如下：1～2岁用成人量的1/5，2～3岁用成人量的1/4，4～7岁用成人量的1/3，8～12岁用成人量的1/2。凡药名前冠有"鲜"字的，是指新鲜的药物，其他均为干燥药，如改为鲜药，一般用量可加倍。外用量可根据药物性味功效和病情等的不同情况灵活决定。

◆肿瘤简介◆

根据对人体的危害不同，肿瘤分为良性肿瘤与恶性肿瘤两类。良性肿瘤生长慢，一般不影响生命，但部分也可能转变成恶性肿瘤。恶性肿瘤又称为癌症（分为癌与肉瘤两类）。癌生长快，易转移至其他脏器，危害生命。现将几种常见肿瘤的早期症状简介如下：

肝癌：早期症状往往不明显和缺乏特异性。常有食欲不振、黄疸，持续性低热或不规则或间歇性高热、恶心呕吐、消瘦等症状，以后有右上腹胀痛和肝脏逐渐肿大，肝质坚硬如石，表面凹凸不平，约90％的病人可触及肿大的肝脏。晚期出现腹水、鼻衄、皮下出血、呕吐、便血、肝昏迷等恶病质。

鼻咽癌：多有不明原因的鼻出血和患侧断续性头痛，并有迅速消瘦现象。

肺癌：早期可无症状或症状轻微，仅在X射线健康检查时发现。一般有长期咳嗽、痰中带血、胸痛、气急、发热等症状。癌肿转移到其他器官，则产生该器官病变的相应症状。肺癌晚期，癌肿毒素可导致消瘦和恶病质。

直肠癌：患者多在40岁以上，大多有顽固性便秘，肠功能紊乱（如腹泻、便秘），腹泻与便秘交替出现，便中带血伴有黏液，大便逐渐变细，肠鸣，腹胀，全身衰弱，消瘦，恶病质等。

乳腺癌：早期表现为乳房内有无痛性的小肿块，皮肤有"橘皮样"的改变，乳头凹陷。

子宫颈癌、阴道癌：常有白带增多和不规则的阴道流血。

胃癌：40岁以上的中年人较多见。初始阶段临床表现不明显，缺乏特征性，早期常有上腹饱胀、不适和疼痛，食欲减退，消化不良，恶心，呕吐，呕血（呕出咖啡色液体）或黑粪（排出柏油样大便），嗳气，反酸，胃灼热，消瘦，贫血，全身不适，疲乏无力。大都有长期溃疡病史。病变如属晚期，上述症状则加剧。

膀胱癌、阴茎癌：常有小便刺痛，小便短赤，身体疲乏并消瘦。

食道癌：多发生在40岁以上，也有发生于较小年龄者。早期表现常有进食时心窝部有胀闷不适或有针刺样、烧灼样疼痛，吞咽时有异物通过感，咽喉部不适或有异物感，由于症状较轻常易忽视。较后期表现为吞咽困难（食道癌最突出症状），咽下时常有不同程度的疼痛，咽下困难加重时出现食物反流，反流量内含食物和黏液，亦可含血液与脓液。晚期常有消瘦、营养不良、失水，甚至呈恶病质。

甲状腺癌：多发生于成年人，颈项部常感胀痛或呼吸困难。

喉癌：常有声嘶，咽喉干燥或喉痛，喉部有异物感。

声带癌：初期有声嘶或感喉部不适，逐渐发展为音哑、消瘦、乏力等。

脑癌：常有头晕或头痛、食欲减退、消瘦等。

骨癌：患部常持续性疼痛并逐渐加剧，局部温度升高或淋巴结肿大，有时可产生病理性骨折。

◆目　录◆

七叶一枝花（重楼、草河车）

▶**来源** 百合科（或延龄草科）植物华重楼 *Paris polyphylla* Smith var. chinensis（Franch.）Hara 的根状茎。

▶**形态** 多年生直立草本，高40～100 cm。根状茎粗厚，横卧，圆柱形，稍压扁，长5～12 cm，直径1～4 cm，外面棕褐色或黄褐色，内面白色，有多数密集成环的节，节上有许多须根。茎单一，圆柱形，无毛。单叶，5～8片轮生于茎顶，通常7片；叶片倒卵状披针形，长圆状披针形或倒披针形，长8～18 cm，宽2.5～5 cm，先端尖，基部狭，边缘全缘，两面均无毛；叶柄长约1 cm。花梗由茎顶抽出，长5～16 cm，少有达到30 cm，顶端着花1朵；花被2轮，外轮花被片叶状，绿色，通常4～6片，狭卵状披针形，长4.5～7 cm；内轮花被片狭条形，黄色，短于外轮，长1.5～3.5 cm，宽1～1.5 mm，通常中部以

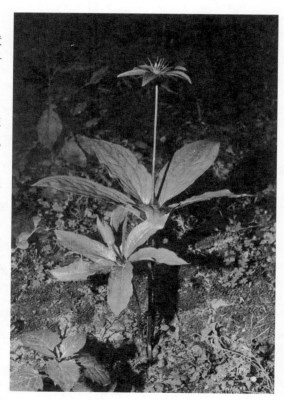

上变宽；雄蕊8～10枚，花药长1.2～1.5 cm，长为花丝的3～4倍，药隔突出部分长1～2 mm；子房有棱，侧膜胎座，1室，顶端有一盘状花柱基，花柱分枝粗短。果实近球形，成熟时紫绿色。种子多数，假种皮红色。花期5～7月，果期8～10月。

▶**生境分布**　生于林下阴湿处、沟谷边草丛中。分布于江苏、浙江、江西、福建、台湾、湖北、湖南、广东、广西、海南、四川、贵州、云南等省（区）。

▶**采收加工**　秋季采收，除去须根及杂质，洗净，晒干。用时洗净，润透，切片。

▶**性味功效**　苦，微寒；有小毒。清热解毒，消炎，止血，抗肿瘤。

▶**用量**　3～10 g。

▶**禁忌**　孕妇忌服。

▶**验方**　1. 胃癌：七叶一枝花15 g，白花蛇舌草（茜草科）、卫矛根（卫矛科）各30 g。水煎服。

2. 乳癌：七叶一枝花、蛇莓（蔷薇科）各15 g，蒲公英（菊科）、白英（茄科）、龙葵（茄科）各30 g。水煎服。连服10日为1个疗程。

3. 食道癌：七叶一枝花、凤尾草（凤尾蕨科）、夏枯草、三棱、白花蛇舌草各10 g，地捻（野牡丹科）15 g。水煎服。连服30日为1个疗程。

4. 子宫癌：七叶一枝花15 g，黄药子（薯蓣科）、伸筋草（石松科石松）、枫香树根（金缕梅科）、龙葵各30 g。水煎服。

5. 脑癌：七叶一枝花、蒲黄根（香蒲科）各15 g，苍耳草（菊科）、贯众（鳞毛蕨科）、魔芋（天南星科）各30 g。先将魔芋水煎2小时（魔芋有毒，久煎可减少毒性），再加入余下4味药同煎，滤取清汁，内服。

6. 鼻咽癌：①七叶一枝花15 g，魔芋、枸杞根（茄科）、鸭跖草

（鸭跖草科）各30 g。先将魔芋水煎2小时，再加入余下的3味药同煎，滤取清汁，内服。②七叶一枝花10 g，苍耳草、鸭跖草、枸札根、魔芋各30 g。水煎服。喉干，加天花粉15 g；出血加马兰根（菊科）30 g，同煎服。

7. 喉癌：七叶一枝花、蛇莓、野荞麦根（蓼科）各15 g，白英、龙葵各30 g，灯笼草（茄科）10 g。水煎服。溃疡加蒲公英、半枝莲（唇形科）各30 g，同煎服。

8. 喉癌，食道癌：七叶一枝花、木鳖子仁（葫芦科）、大黄（蓼科）、马牙硝（矿物药）各15 g，制半夏0.3 g。共研细粉，蜜丸如黄豆大，含服，每次1丸，每日3次。

9. 食道癌，胃癌，肺癌，肠癌：七叶一枝花、黄药子各60 g，山豆根（豆科或蝶形花科）、夏枯草（唇形科）、败酱草（败酱科）、白藓皮（芸香科）各120 g。共研细粉，炼蜜为丸，每丸重9 g，每日服3次，每次1丸，开水送服。

10. 肺癌：七叶一枝花、紫草根（紫草科）各60 g，前胡（伞形科）30 g，人工牛黄10 g。将前3味药制成浸膏，干燥研细粉，加入人工牛黄调匀，每日服3次，每次1.5 g，开水送服。

11. 阴茎癌：七叶一枝花、半枝莲、土茯苓（百合科或菝葜科）、银花藤（忍冬科）、葎草（大麻科）各15 g，白英30 g。水煎服。

12. 淋巴肉瘤：七叶一枝花、黄药子、天葵子（毛茛科）、红木香（木兰科或五味子科南五味子根）各15 g，魔芋30 g。先用水煎魔芋2小时，再加入余下4味药同煎，滤取清汁，内服。

13. 乳腺癌：七叶一枝花、蛇莓、薜荔果（桑科）各15 g，蒲公英、白英、龙葵各30 g。水煎服。痛加苦楝子、延胡索（或乌药）各15 g；糜烂加银花藤、核桃夹（又名分心木，胡桃果核内的木质隔膜）各30 g，同煎服。

▶**附注** 七叶一枝花（华重楼根状茎）含皂苷A、皂苷B、皂苷C、皂苷D及薯蓣皂苷元2.5%。

药理研究证实，七叶一枝花有明显的止血作用，还有抗肿瘤、抗生育、免疫调节及心血管等多方面的生理活性。对金黄色葡萄球菌、溶血性链球菌、胸膜炎双球菌、痢疾杆菌、伤寒杆菌等有抑制作用。

八 角 莲（八角金盘、一把伞）

▶**来源**　小檗科植物八角莲 *Dysosma versipellis*（Hance）M. Cheng ex Ying 的根状茎。

▶**形态**　多年生直立草本，高30～50 cm。根状茎粗厚似连珠状，肉质，横生，有环状节，须根多数，直径约2 mm。茎单一，中空，粉绿色，无毛。叶1～2片生于茎顶，盾状着生；叶片圆形或近圆形，直径25～35 cm，边缘4～9浅裂或深裂，裂片边缘有刺状细齿，幼时疏生短柔毛，后变无毛，下面粉绿色。花暗红色或紫红色，5～8朵簇生于近叶基处，花梗长3～5 cm，结果时长可达7 cm，下弯，通常有毛，有

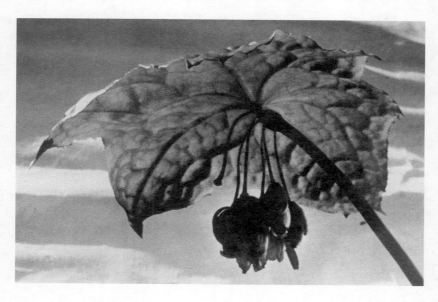

时近无毛；萼片6片，外面有疏毛；花瓣6片，长约2 cm；雄蕊6枚。浆果椭圆形或卵形，长约2 cm，成熟时紫黑色。花期5月，果期秋季。

▶**生境分布**　生于山谷阔叶林下湿润处或竹林下阴湿处。分布于河南、江苏、浙江、江西、安徽、福建、台湾、湖北、湖南、广东、广西、海南、四川、贵州、云南等省（区）。

▶**采收加工**　秋季采收，除去须根，洗净，晒干。用时洗净，润透，切薄片，晒干。

▶**性味功效**　苦、辛，温；有毒。解毒散瘀，消肿止痛，抗肿瘤。

▶**用量**　3～10 g。

▶**禁忌**　孕妇忌服。

▶**验方**　1. 乳腺癌：①八角莲、黄杜鹃根（杜鹃花科羊踯躅，有毒，民间称三钱三）各15 g，红天葵块根（秋海棠科紫背天葵）30 g。加入米酒500 ml浸泡7日后内服兼外搽患处，内服每次10 ml，每日服2～3次。②八角莲适量。研细粉，用酒和醋调匀涂患处，或用鲜八角莲适量，捣烂外敷患处。

2. 癌症：八角莲30 g，白花蛇舌草120 g，红天葵块根100 g，山芝麻60 g，七叶一枝花、半边莲（桔梗科或半边莲科）各50 g。共研细粉压片，每次服3～6 g，每日服3次，温开水送服。

▶**附注**　八角莲根茎含鬼臼毒素（0.057%）、去氢鬼臼毒素、鬼臼酮、山荷叶素、4'-去甲基鬼臼毒素、picropodophyllone、isopicropodophyllone、physcion、4'-去甲基鬼臼酮、八角莲酮醇、八角莲蒽醌、山柰酚-3-O-β-吡喃葡萄糖苷、槲皮素3-O-β-吡喃葡萄糖苷、山柰酚、苦鬼臼素，还含21种氨基酸。

药理研究证实，八角莲有抗癌、抗病毒和降血糖作用，对金黄色葡萄球菌、伤寒杆菌有抑制作用，还有溶血作用，如大量服用，将会破坏红细胞。

三 七（田七、参三七、人参三七）

▶**来源** 五加科植物三七 *Panax notoginseng*（Burk.）F. H. Chen ex C. Chow 的根。

▶**形态** 多年生直立草本，高30~60 cm。主根肥大肉质，倒圆锥形或短圆柱形，长2~6 cm，直径1~4 cm，外皮黄绿色或黄棕色，有数条支根，顶端有短的根茎。茎圆柱形，无毛。掌状复叶3~6枚轮生于茎顶，每枚掌状复叶有小叶3~7片；小叶片椭圆形或长圆状倒卵形，长5~14 cm，宽2~5 cm，中央数片较大，最下2片最小，边缘有细锯齿，两齿间有刺状毛，两面沿叶脉疏生刺状毛。花黄白色，伞形花序顶生，有花80~100朵或更多；花萼筒5裂；花瓣5片；雄蕊5枚。浆果肾形，长约9 mm，成熟时鲜红色。种子扁球形，种皮白色。花期6~8月，果期8~10月。

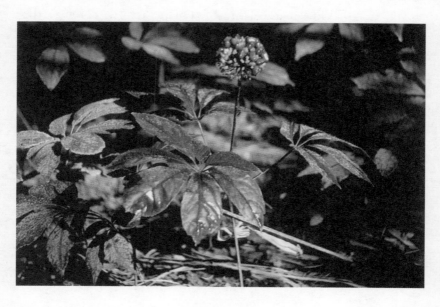

▶**生境分布**　栽培植物。常于林下或山坡人工荫棚下栽种。广西、云南为主要产地，福建、广东、江西、湖北、四川、浙江等省有引种栽培。

▶**采收加工**　秋季开花前采（三年生以上的），洗净，晒干。用时洗净，晒干，研细粉。

▶**性味功效**　甘、微苦，温。散瘀止血，消肿定痛，抗肿瘤。

▶**用量**　3～10 g。研粉吞服每次1～3 g。

▶**禁忌**　孕妇慎用。

▶**验方**　1. 乳癌：三七15 g（另包，研粉分3次冲服），白花蛇舌草、虎杖（蓼科）各120 g，白茅根60 g，冰糖30 g（另包，分3次冲服）。水煎服。

2. 食道癌：三七粉3 g（另包，冲服），白花蛇舌草100 g，薏苡仁30 g，龙葵（茄科）、黄药子（薯蓣科）各10 g，乌梅6 g，乌药3 g。水煎服。

3. 肠癌：三七粉。每次服3～6 g，用淡白酒或米汤调服。

4. 肺癌：三七粉3 g（另包，冲服），郁金、当归须、赤芍、桃仁各10 g，煅瓦楞子15 g，旋覆花6 g（布包煎），红花5 g，炙乳香、炙没药各3 g。水煎服。出血时不用桃仁、红花。

5. 子宫癌：三七9 g（研粉另包分3次冲服），熟地黄15 g，当归、白芍、红花各10 g，川芎6 g。水煎服。服3剂后，每日用蜈蚣1条烤黄研末服，连服3条后，停止服药，另取龙葵、地骨皮（茄科枸杞根皮）各15 g，黄连10 g，桑枝、槐枝、柳树根、鱼眼草（菊科）各60 g。水煎浓汤，熏洗患部，连续熏洗3日。

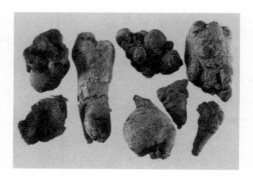

6. 肝癌：三七、麝香、牛黄、蛇胆各等量。共研细

粉，每次服0.6 g，每日3次，温开水送服。

7. 子宫癌，肺癌，肝癌：云南白药（主要由三七、山药、草乌、冰片等组成）。每次服0.2～0.3 g，每日服3次。服药后忌食酸、冷、萝卜等，孕妇忌用。

▶**附注** 三七根含三七皂苷R_1、三七皂苷R_2、三七皂苷R_3、三七皂苷R_4、三七皂苷R_6、三七皂苷R_7、人参皂苷Rb_1、人参皂苷Rd、人参皂苷Re、人参皂苷Rg_1、人参皂苷Rg_2、人参皂苷Rh_1、人参皂苷Rf、三七皂苷Fa，三七总皂苷中含2个非皂苷类成分聚炔醇化合物falcarindiol和panaxytriol，还含三七素、槲皮素、多糖等。

药理研究证实，三七根有抑制癌细胞生长、促进癌细胞转化的作用，可以镇静、镇痛、解热、降脂、降压、延缓衰老、改善微循环、扩张血管，还有抗血小板凝集、抑制中枢神经、抗炎、抗癌、抗溶血、保护肝脏、促进免疫增强、促进记忆、恢复疲劳、预防性功能和学习功能减退等作用。

三 白 草（过塘藕）

▶**来源** 三白草科植物三白草 *Saururus chinensis*（Lour.）Baill. 的根状茎或全草。

▶**形态** 多年生直立湿生草本，高30～60 cm。根状茎横生，白色，有明显的环状节，节上有须根。单叶互生；叶片卵形或卵状披针形，长4～15 cm，宽3～6 cm，边缘全缘或波状，两面均无毛，茎顶端的2～3片叶较小，在开花期常变为白色。花小，黄色，无花被；总状花序白色，与叶对生或生于枝顶，长12～20 cm；雄蕊6枚。果实近球形，直径约3 mm，果皮有疣状凸起，成熟时不开裂。花期4～6月，果期7～9月。

▶**生境分布** 生于平地或山地低湿沟边，浅水塘中、田边、溪边。分布于我国河北、河南、山东、江苏、浙江、江西、安徽、福

建、台湾、湖北、湖南、广东、广西、海南、四川、贵州、云南等省
（区）；越南、菲律宾、日本等地也有分布。

▶采收加工　夏、秋季采，洗净，晒干。用时洗净。切碎。

▶性味功效　甘、辛，寒；有小毒。清热利湿，利尿消肿，防
癌，抗病毒。

▶用量　15～30 g。

▶禁忌　孕妇慎服。

▶验方　1.子宫癌：三白草、黄药子（薯蓣科）、葛根各30 g，墨
旱莲15 g，白芍10 g。水煎服。

2.肝癌：三白
草根状茎、大蓟根
各120 g。分开用水
煎，去渣后加白糖适
量内服，上午服三白
草根状茎煎剂，下午
服大蓟根煎剂。

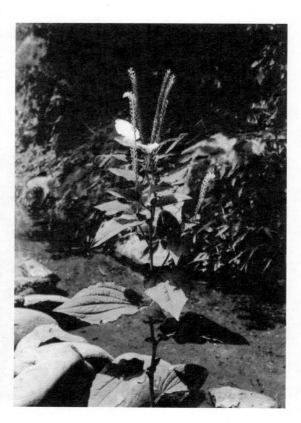

▶附注　三白草
根状茎和叶含挥发油
（油中主要成分为甲
基正壬酮）、鞣质
等。叶含槲皮苷、槲
皮素，异槲皮苷、金
丝桃苷、芸香苷、萹
蓄苷等。

药理研究证实，
三白草可拮抗肾上腺
素升血糖作用，对四
氧嘧啶型糖尿病动物
1次给药或连续给药

均可明显降低其血糖水平，给药3小时后出现持续的降血糖作用，并维持7小时以上。50%浓度对金黄色葡萄球菌、伤寒杆菌有抑菌作用。三白草所含的槲皮素有防癌作用，还有抗病毒和抗血小板聚集作用。

三叶香茶菜（三姐妹、虫牙药）

▶来源　唇形科植物牛尾草 *Isodon ternifolius*（D. Don）Kudo 的全草。

▶形态　多年生直立草本，高0.5～2 m。根粗壮，外表黑褐色。茎四方形，有6条细纵棱，密生灰白色长柔毛。单叶，对生或3～4片轮生；叶片狭披针形或狭椭圆形，长2～12 cm，宽0.7～5 cm，先端尖，基部狭，边缘有锯齿，两面均有灰白色短柔毛，上面有皱纹，下面网脉隆起；叶柄极短，长约3 mm。花白色或淡紫色，排成密集的塔尖状聚伞圆锥花序，长9～35 cm，顶生或腋生；花萼钟状，5齿裂，结

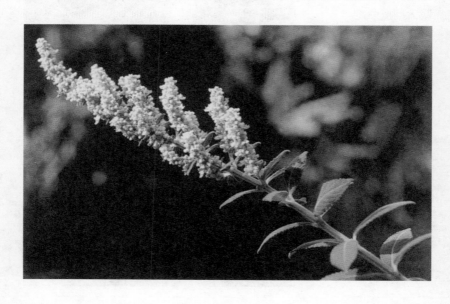

果时增大呈管状，长达4 mm，直立；花冠唇形，上唇4圆裂，下唇圆卵形；雄蕊4枚，内藏。小坚果卵圆形，长约1.8 mm，宽约1 mm，无毛。花、果期秋、冬季。

▶**生境分布**　生于向阳山坡、旷野、沟谷草丛中、林边。分布于我国广东、广西、云南、贵州等省（区）；越南、老挝、泰国、缅甸、尼泊尔、印度、不丹等地也有分布。

▶**采收加工**　夏、秋季采收，除净杂质，趁鲜切片，晒干。用时洗净，切碎。

▶**性味功效**　苦、微辛，凉。清热解毒，利湿，消水肿，抗肿瘤。

▶**用量**　15～30 g。

▶**验方**　1. 肝癌：三叶香茶菜60 g，白茅根120 g，白花蛇舌草（茜草科）150 g。水煎，加白糖适量调服，每日1剂与放射治疗同时应用。

2. 肠癌，食道癌：三叶香茶菜、白花蛇舌草、薏苡仁各30 g，诃子、半枝莲（唇形科）各10 g。水煎服。

▶**附注**　三叶香茶菜含牛尾草甲素、乙素（isodoternifolin A、B）、齐墩果酸（oleanolic acid）、熊果酸（ursolic acid）、β-谷甾醇、胡萝卜苷、6-甲基-三十二烷烃、sodoponin、ternifolin等。

药理研究证实，三叶香茶菜提取物对小鼠S_{180}肉瘤、艾氏癌实体瘤均有抑制作用。三叶香茶菜所含的齐墩果酸，对大鼠实验性急性肝炎损伤有明显保护作用，有抑制S_{180}瘤株生长作用，能阻止实验性大白鼠的肝硬变发生，对急性黄疸肝炎有一定退黄和降转氨酶作用。

土　茯　苓

▶**来源**　百合科（或菝葜科）　植物土茯苓 *Smilax glabra* Roxb. 的根状茎。

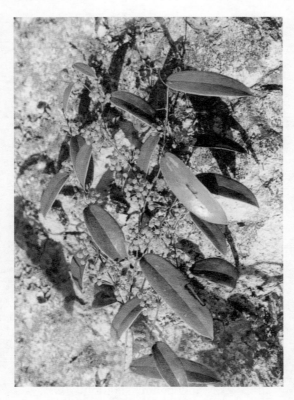

▶**形态** 攀缘灌木。根状茎粗厚，呈不规则结节状，长5～20 cm，直径2～5 cm，表皮暗褐色，断面淡红白色，粉质，茎细长，光滑无刺，铺地或攀于他物上。单叶互生；叶片狭椭圆状披针形或狭卵状披针形，长6～12 cm，宽1～4 cm，边缘全缘，两面均无毛，下面通常淡绿色，少有苍白色；叶柄长5～15 mm，近基部有两条卷须。花绿白色或浅黄色，六棱状球形，直径约3 mm；伞形花序通常单个生于叶腋；总花梗长1～5 mm，宽2～3 mm，通常明显短于叶柄，极少与叶柄等长；花托膨大，有多数小苞片；花被片6片，离生，外面3片扁圆形，兜状，背面中央有纵槽；雄蕊6枚，花丝极短。浆果近球形，直径7～10 mm，成熟时红色至紫黑色，有粉霜。花期7～11月，果期11月至次年4月。

▶**生境分布** 生于山坡林边、路边草地、山谷、河岸、灌丛、林边疏林中。分布于我国甘肃、河南、山东、江苏、浙江、江西、安徽、福建、台湾、湖北、湖南、广东、广西、海南、四川、贵州、云南等省（区）；越南、泰国、印度等地也有分布。

▶**采收加工** 秋季采收，除去须根，洗净，趁鲜切片，晒干。用时洗净，切碎。

▶**性味功效**　甘、淡、平。解毒，除湿，利尿，镇痛，抗炎，抗癌。

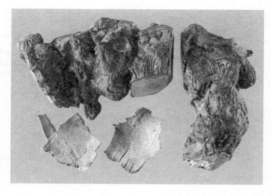

▶**用量**　15～60 g。

▶**验方**　1. 阴茎癌：土茯苓、蛇莓（蔷薇科）、半枝莲（唇形科）、银花藤、七叶一枝花、葎草（大麻科）各15 g，白英（茄科）30 g。水煎服。

2. 膀胱癌：①土茯苓、蛇莓、龙葵（茄科）、白英、龙须草（灯心草科野灯心草）各30 g，海金沙15 g（布包煎）。水煎服。适用于兼有小便刺痛者。②土茯苓、白英、玉米芯（禾本科）、薏苡根（禾本科）、大蓟根（菊科）各30 g，蛇莓15 g。水煎服。适用于兼有尿潴留者。

3. 骨癌：土茯苓、蛇莓、猪殃殃（茜草科）各15 g，苍耳草（菊科）、枸骨根（冬青科）、白英、龙葵各30 g。水煎服。

▶**附注**　土茯苓根状茎含土茯苓苷、槲皮素、琥珀酸、棕榈酸、胡萝卜苷、豆甾醇-3-O-β-D-吡喃葡萄糖苷，豆甾醇和谷甾醇的混合物、落新妇苷、（－）表儿茶精、异落新妇苷、异黄杞苷、花旗松素、7-6′-二羟基-3′-甲氧基异黄酮，紫丁香酸，2-甲基丁二酸，5,7-二羟基-色原酮-3-O-a-L-鼠李糖，β-谷甾醇。土茯苓挥发油含49种成分，主要有正十六酸甲酯、十八碳二烯酸酯、戊二酸丁二酯等。

药理研究证实，土茯苓有抗癌、抗炎、利尿、镇痛的作用，能解汞中毒。

大 枣 （红枣）

▶**来源** 鼠李科植物枣 *Ziziphus jujuba* Mill. 的成熟果实。

▶**形态** 落叶灌木或小乔木。枝无毛，有刺，对生，一长一短，长者约1 cm，直伸，短者向下钩曲，嫩枝常成之字形曲折。单叶互生；叶片长圆状卵形或卵状披针形，少数为卵形，长2～6 cm，宽1.5～4 cm，先端尖，基部偏斜，边缘有锯齿，两面均无毛；叶柄长1～5 mm。花黄色或黄绿色；聚伞花序腋生；花萼5裂；花瓣5片；雄蕊5枚。果实卵形或椭圆形，长2～3.5 cm，直径1.5～2.5 cm，成熟时果皮深红色或暗赤色，果肉味甜，内含果核1～2枚。果核纺锤形，两端锐尖。花期4～5月，果期7～9月。

▶**生境分布** 栽培植物，性耐干旱。我国各省区均有栽培，蒙古、日本、俄罗斯及欧洲、美洲等地也有栽培。

▶**采收加工** 秋

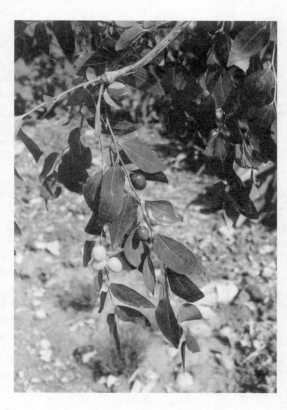

季果实成熟时采收，晒干。用时洗净。

▶**性味功效** 甘，温。补中益气，养血安神，抑癌。

▶**用量** 6～15 g。

▶**验方** 1.肺癌：①大枣60 g，苏铁叶（苏铁科）200 g。水煎，吃枣喝汤。②大枣、黄芪、银花藤各30 g，败酱草（败酱科）、瓜蒌各15 g，黄芩、杏仁、葶苈子各10 g，陈皮6 g。水煎服。

2. 子宫癌：大枣、当归、黄芪、白英（茄科）各30 g。水煎服，每日1剂，连服30日，停药7日，再服30日。

3. 子宫颈癌：大枣、白英、半枝莲（唇形科）各30 g，生地黄、山药、知母、黄柏、茯苓、泽泻各10 g，牡丹皮6 g。水煎服。阴道流血多加阿胶珠（另包，烊化）、墨旱莲、茜草炭、地榆各10 g，三七粉3 g（另包，吞服）；大便不畅，属血虚便秘者，加火麻仁、瓜蒌仁各10 g，生何首乌、决明子各15 g；坚肿不消加海藻、夏枯草、昆布各10 g；正气虚者加黄芪、党参各10 g；放射治疗后直肠反应，大便有黏液加黄连、煨木香各3 g，马齿苋30 g，同煎服。

4. 鼻咽癌及颈转移淋巴结肿大：大枣、丹参、老鼠勒根（爵床科）各60 g，苦石莲子（豆科或云实科南蛇勒种子）180 g（捣碎）。水煎服。

▶**附注** 大枣（枣的成熟果实）含桦木酮酸，齐墩果酮酸，桦木酸，齐墩果酸，zizyphus saponin Ⅰ、Ⅱ、Ⅲ，酸枣仁皂苷B，3-O-反式-对-桂皮酸的酯，3-O-顺式-对-桂皮酸的酯，2-O-反式-对-桂皮酸的酯，白桦脂酸，jubanine-A，jubanine-B，zizybeoside Ⅰ、Ⅱ，zizyvoside Ⅰ、Ⅱ，reseoside，3-O-$trans$-p-coumaroyl maslinic acid，3-O-cis-p-coumaroyl maslinic acid，2-O-$trans$-pcoumaroyl maslinic acid，3-O-$trans$-p-coumaroul-alphitolic acid，2-O-$trans$-p-coumaroyl-alphitolic acid，3-O-cis-p-coumaroyl alphitolic acid。

药理研究证实，大枣有抑制癌细胞增殖作用，还有抗变态反应，保肝，中枢神经抑制和增强肌力等作用。

大 蒜（蒜头、大蒜头）

▶**来源** 百合科（或石蒜科）植物蒜 *Allium sativum* L. 的鳞茎。

▶**形态** 多年生直立草本，有特殊的蒜臭气。地下鳞茎球形或扁球形，由6～10瓣肉质的小鳞茎紧密排列组成，外包灰白色或带紫色或淡棕色干膜质鳞被。叶基生，实心，扁平，条状披针形，宽达2.5 cm，先端长渐尖，基部鞘状，边缘全缘，两面均无毛。花茎圆柱形，实心，直立，高达60 cm；总苞有长7～20 cm的叶状长喙；花小，淡红色；伞形花序有密的珠芽，间有数花；苞片1～3枚，长8～10 cm，绿色；花被片6片；雄蕊6枚，花丝比花被片短。果实卵形。种子黑色。花、果期夏季。

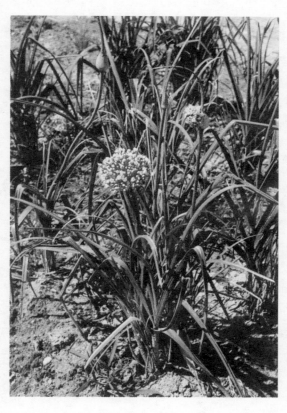

▶**生境分布** 栽培植物。我国各省区均有栽培；世界各地也有栽培。

▶**采收加工** 夏季叶枯时采收，除去杂质，阴干。用时除去鳞被，洗净，切碎。

▶**性味功效**　辛，温；有小毒。行滞气，暖脾胃，消症结，解毒，杀虫，抗肿瘤，抑癌。

▶**用量**　5～10 g。

▶**禁忌**　阴虚火旺者，目、口齿、喉、舌诸患和时行病后忌食。

▶**验方**　1. 胃癌：生大蒜10 g。捣汁服。

2. 癌肿有腹水：生大蒜、田螺、车前子各等量。共熬膏，摊贴脐中。

3. 体表癌肿：生长蒜适量。捣烂厚敷患处，干即除去。

▶**附注**　大蒜水溶性部分含proto-iso-eruboside-B、eruboside-B、iso-eruboside-B、sativoside-C、腺苷、色胺酸。大蒜挥发油中含二烯丙基一硫化物、甲基烯丙基二硫化物、二烯丙基二硫化物、甲基烯丙基三硫化物、二烯丙基三硫化物、6-甲基-1-硫杂-2,4-环己二烯、5-甲氧基-1,2-二硫杂-3-环戊烯、4-甲基-1,2-二硫杂-3-环戊烯、4-乙烯基-1,2,3-三硫杂-5-环己烯、甲基烯丙基五硫醚等20多个化合物。捣烂生大蒜时，分解产生大蒜素（allitridin），有强烈的蒜臭气。

药理研究证实，大蒜油有抑制癌细胞增殖的作用，有增强瘤灶内向中性粒细胞和巨噬细胞的抗肿瘤作用。饲以生大蒜的雌小鼠可完全抑制乳腺癌的发生。生大蒜有预防食管癌的作用。大蒜提取液有杀死肿瘤细胞、抑制肿瘤生长（抑瘤率为74.3%）的作用。大蒜素在高浓度时（50 μg/ml）对T细胞激活有抑制作用。大蒜对MeHg毒性有拮抗作用。不同浓度的大蒜水溶液对霉菌有很强的抑制和杀灭作用，其作用强度与苯甲酸和山梨酸很近似。生大蒜还有降血脂、抗血凝、抗血小板聚集、抗氧化、清除活性氧自由基、抗动脉粥样硬化、降压、抗心肌缺血、提高纤溶活性作用，还是一种良好的免疫促进剂。大蒜液对伤寒杆菌、副伤寒杆菌、痢疾杆菌、霍乱弧菌、化脓性球菌、肺炎双球菌均有抑菌作用。浓水浸液对絮状表皮癣菌、红色毛癣菌、铁锈色毛癣菌、许兰氏黄癣菌、皮炎芽生菌、白色念珠菌及新形隐球菌等均有杀灭和抑菌作用，还可杀死阴道滴虫。生大蒜外用能刺激皮肤，有发泡作用。

山豆根（广豆根、柔枝槐）

▶**来源** 豆科（或蝶形花科）植物越南槐 *Sophora tonkinensis* Gagnep. 的根及根茎。

▶**形态** 常绿灌木，高1～3 m，有时蔓生状。根粗壮，圆柱形，表面黄褐色，味苦。嫩枝有灰白色短柔毛，老枝变无毛。单数羽状复叶互生，小叶5～9对，对生或近互生，向基部的明显渐小；小叶片椭圆形、长圆形或卵状长圆形，长1.5～2.5 cm，宽1～1.5 cm，边缘全缘，上面散生短柔毛或无毛，下面有紧贴的灰褐色柔毛；托叶极小或近于消失。花黄白色，长约6 mm；总状花序或基部分枝成圆锥状，顶生；总花梗和花序轴有紧贴的丝质柔毛；花萼筒状，5齿裂；花冠蝶形，旗瓣近圆形，比其他瓣短，长约6 mm，宽约5 mm，先端凹；雄蕊10枚，花丝基部稍连合；花柱直立，无毛，柱头有画笔状疏长

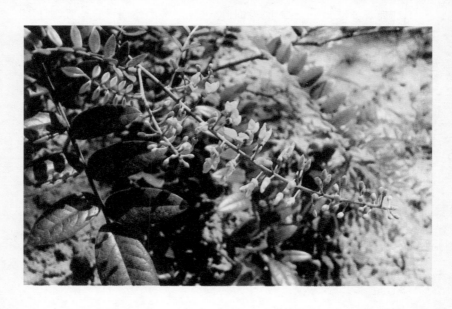

毛。荚果串珠状，长3～5 cm，直径约8 mm，稍扭曲，果皮有短柔毛，成熟时开裂成2瓣。种子卵形，黑色。花期5～7月，果期8～12月。

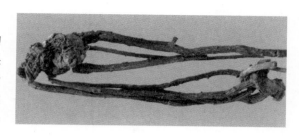

▶**生境分布**　常生于石灰岩山顶、山坡、山脚的石缝中。分布于我国广西、贵州、云南等省（区）；越南也有分布。

▶**采收加工**　秋季采收，除净杂质，晒干。用时洗净，润透切片，晒干。

▶**性味功效**　甘，寒；有毒。清热解毒，消肿止痛，抗肿瘤。

▶**用量**　3～9 g。本品有毒，内服量每剂不宜超过9 g，否则发生中毒。

▶**验方**　1.喉癌：山豆根9 g，白花蛇舌草（茜草科）60 g，大青叶，白英（茄科）、海藻、牡蛎各30 g，干蟾蜍皮、沙参各15 g，当归10 g。水煎服。

2. 癌症有腹水、黄疸：山豆根研细粉。水煎6 g，内服。若带蛊气，加入米酒适量冲服。

3. 食道癌：①山豆根、白花蛇舌草、金银花、黄芪、石见穿（唇形科华鼠尾草）、紫草、黄柏、薏苡仁各500 g，香橼250 g。共研细粉，炼蜜为丸，每丸重9 g，每次服2丸，每日服3次。②山豆根9 g，茯苓10 g，姜半夏12 g，桃仁10 g（捣成泥）、射干、陈皮各6 g，乌梅3只，甘草5 g，沉香、硼砂各1 g。水煎服。

4. 子宫颈癌：山豆根、白花蛇舌草、半枝莲（唇形科）、瓜蒌、土茯苓各30 g，天花粉、莪术、紫草根、薏苡仁各15 g，儿茶10 g。共研细粉，每次服9 g，每日服3次。

5. 乳癌：山豆根9 g，郁金、天花粉、夏枯草、玄参各6 g，橘叶、连翘、牛蒡子各5 g，延胡索10 g。水煎服。先服10剂，每日服1剂，后改为隔日服1剂，连服20剂。服药期间忌羊肉、酸辣、房事。

6. 癌肿：山豆根1.5份，黄柏、黄芩各1份。共研细粉，压片，每次服1 g，每日服3次。

▶附注　山豆根含苦参碱、氧化苦参碱、臭豆碱、甲基金雀花碱、槐果碱、氧化槐果碱、金雀花碱、紫檀素、异戊间二烯查耳酮、trifolirhizin-6′-monoacetate、flavonoids、flavanones、槐胺等。

药理研究证实，山豆根所含的苦参碱，氧化苦参碱，槐果碱有抗癌和抑癌作用。苦参碱还有抗生育活性。氧化苦参碱还有抗炎、抗过敏、抗心律失常和强心作用。槐果碱对实验动物肿瘤肉瘤180（S_{180}），U_{14}及淋巴肉瘤1号（L_1）均有抑制作用。异戊间二烯查耳酮有抗溃疡功效。

山芝麻根（假芝麻根、野芝麻根）

▶来源　梧桐科植物山芝麻 *Helicters angustifolia* L. 的根。

▶形态　直立小灌木，高0.5～1 m。根粗壮，主根直生，外皮黑褐色或黑棕色，有细裂纹。嫩枝灰绿色，密生短柔毛。单叶互生；叶片长圆形或长圆状披针形，长4～8 cm，宽1.5～2.5 cm，先端短尖，基部圆形，边缘全缘，上面有疏的星状小柔毛或近于无毛，下面密生灰白色或淡黄色星状绒毛。花淡紫色；聚伞花序生于叶腋，有花2～4朵；萼管有星状柔毛，5裂；花瓣5片；雄蕊10枚，花丝多少合生。蒴果卵状长圆形，外形似芝麻果实，长1～2 cm，宽约8 mm，有5棱，密生星状短柔毛及混生长绒毛。种子细小，褐色。花期5～8月，果期6～10月。

▶生境分布　生于空旷山坡、草坡、路边、林边。分布于我国江西、福建、台湾、湖南、广东、广西、海南、贵州、云南等省（区）；越南、柬埔寨、缅甸、泰国、印度、印度尼西亚、马来西亚、菲律宾等地也有分布。

▶采收加工　秋季采收，除去杂质，晒干或趁鲜切片晒干。用时洗净，切碎。

► **性味功效** 苦，寒。清热解毒，凉血，消肿。

► **用量** 10～15 g。

► **禁忌** 孕妇及脾虚泄泻者忌服。

► **验方** 1.阴道癌：①山芝麻根适量。水煎浓汤，外洗患处。②山芝麻根、地胆草（菊科）各等量。水煎浓汤，外洗患处。

2.肺癌：山芝麻根250 g，白花蛇舌草（茜草科）750 g，穿心莲（爵床科）350 g，蟾蜍皮、壁虎各150 g。共研细粉，压片，每次服6 g，每日服3次，开水送服。连服80日。

3.癌症：山芝麻根60 g，白花蛇舌草150 g，紫背天葵块根（秋海棠科）100 g，半边莲（桔梗科或半边莲科）、七叶一枝花（百合科或延龄草科）各50 g，八角莲（小檗科）30 g。共研细粉，压片，每次服3～6 g，每日服3次，开水送服。

► **附注** 山芝麻根含山芝麻内酯（heliclactone）、β-谷甾醇、齐墩果酸、白桦酯酸、山芝麻酸甲酯、山芝麻宁酸甲酯、山芝麻宁酸。

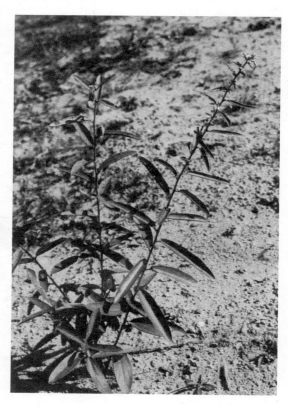

广 地 龙（地龙、蚯蚓、环毛蚯蚓）

▶**来源** 钜蚓科动物参环毛蚓 *Pheretima aspergillum*（E. Perrier）的全体。

▶**形态** 全体圆筒形，长11～38 cm，粗0.5～1.2 cm。头部退化。口在体前端。全体由100多个体节组成，每节有1环刚毛。第14～16节结构特殊，形成环带。雌雄同体。雌性生殖孔1个在第14节腹面正中，雄性生殖孔1对在第18节腹面两侧。体背部灰紫色，腹部淡黄棕色。全身分泌黏液，行动迟缓。怕光，白天潜伏在穴中，夜间外出活动。

▶**生境分布** 生活在田园、草地等各种潮湿疏松的土壤中。分布于我国福建、台湾、广东、广西、海南等省（区）；越南等地也有分布。

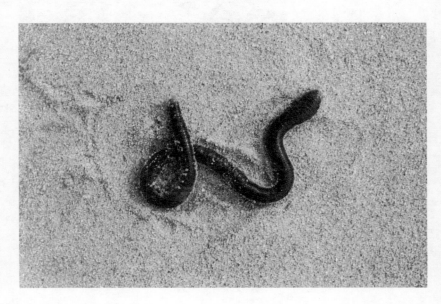

▶**采收加工**　夏、秋季捕捉，用湿水泡洗黏液，拌上草本灰呛死，剖开洗去内脏及泥土，晒干。用时洗净，切碎。

▶**性味功效**　微咸，寒。清热镇惊，活血化瘀，平喘降压，抗癌，抑癌。

▶**用量**　5～10 g。

▶**验方**　1. 肝癌：广地龙、地鳖虫、蜣螂、鼠妇（鼠妇科动物）各3 g，蜈蚣1.5 g。水煎服；同时取活广地龙（韭菜地者最好）、芭蕉根（芭蕉科）各等量，共捣烂，外敷患处。

2. 鼻癌，脑癌：广地龙、冰片、麝香各适量。捣丸如梧桐子大，每次用1丸塞入患鼻中。

3. 癌肿：广地龙、木鳖子、草乌、五灵脂、枫香树脂（又名白胶香、枫树脂，金缕梅科）各50 g，归身、乳香（去油）、没药（去油）各25 g，麝香10 g，墨炭4 g。共研细粉，用糯米粉40 g与药粉调匀，捣成丸如芡实大，约可得药丸250粒，每次服1丸，每日服2次，用陈米酒送服。

▶**附注**　广地龙含蚯蚓解热碱、蚯蚓素、蚯蚂毒素、不饱和脂肪酸、次黄嘌呤、黄嘌呤、钙结合蛋白等36种化合物。其中不饱和脂肪酸以油酸含量最高（14.99%）、亚油酸（4.79%）、花生三烯酸（4.26%）、花生四烯酸（3.66%），饱和脂肪酸有棕榈酸、十七烷酸、硬脂酸、花生酸，还含麦角二烯-7,22-醇-3α、麦角烯-5-醇-3α以及甾醇类中胆固醇（含量42.48%）。广地龙尚含Fe、Cr、Se、Mg、En、Cu、Mo、Ca等微量元素。

药理研究证实，广地龙所含的亚油酸等不饱和脂肪酸具有抗肿瘤，降血压，防止动脉硬化和改善血液循环等作用，其提取液对S_{180}荷瘤鼠治疗38天后，结果肿瘤细胞完全消失，对癌细胞DNA的合成有显著的抑制作用。广地龙所含的亚油酸、花生四烯酸等不饱和脂肪酸是防治心脑血管病的重要化合物之一。

广王不留行（薛荔果、凉粉果、木馒头）

▶**来源**　桑科植物薛荔*Ficus pumila* Thunb. 的花序托（俗称果实）。

▶**形态**　木质藤本。新鲜嫩枝和果实折断有白色乳状汁液。枝叶二型，不结果的枝纤细，有短柔毛，节处有环状托叶痕迹以气根爬于墙壁、石壁或树干上；叶互生，单叶；叶片小而薄，心状卵形，长1~2.5 cm，宽0.5~1.5 cm，基部偏斜，边缘全缘；结果的枝粗壮，直立或斜升，叶片大而厚，长圆状椭圆形或卵状椭圆形，长4~10 cm，宽1.5~4.5 cm，基部微心形，边缘全缘，上面无毛，下面有短柔毛，网脉显著突起；叶柄粗而短；托叶长约1 cm，早落，节处留下环状痕迹。花小，生于梨形或倒卵形的花序托内，此花序托（俗称果实）长2.5~6.5 cm，宽1.5~4 cm，单个生于叶腋，基部收狭成短柄。聚花果

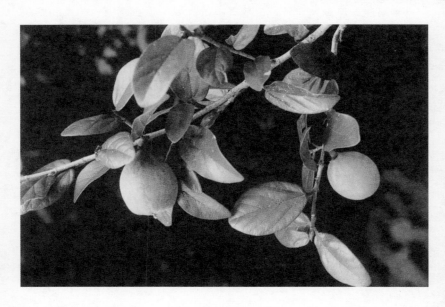

长达7 cm，宽达4 cm，果皮无毛，成熟时淡黄色。榨取新鲜的聚花果汁，加入适量大米浆共煮熟，冷却后即成白凉粉，可食。花、果期5～10月。

▶ **生境分布**　常攀于墙上、岩石上或树干上。分布于我国江苏、浙江、江西、安徽、福建、台湾、湖北、湖南、广东、广西、海南、四川、贵州、云南等省（区）；越南、日本等地也有分布。

▶ **采收加工**　秋季采收，放入沸水中约1分钟，取出，纵剖成2～4片，晒干。

▶ **性味功效**　甘，凉。清热利湿，通乳，消肿。

▶ **用量**　10～30 g。

▶ **验方**　1. 乳癌：广王不留行、鹿角尖（动物药）各等量。研细粉，每次服10 g，加黄糖适量调匀，陈米酒送服。

2. 胃癌：广王不留行、夏枯草、炙穿山甲各15 g，生牡蛎30 g（另包，先煎），丹参、郁金、石斛、姜半夏、赤芍、太子参各10 g，五灵脂、蒲黄（炒香）、广木香各6 g，陈皮5 g。水煎服。

3. 直肠癌：广王不留行、白花蛇舌草（茜草科）、白英（茄科）、菝葜（百合科或菝葜科）、败酱草（败酱草科）、瓜蒌仁、生牡蛎、丹参、乌蔹莓（葡萄科）、大血藤（木通科或大血藤科）各30 g，炮穿山甲、八月扎（又名预知子，木通科）各15 g，党参、枳实、地榆炭各12 g。水煎服。

4. 乳腺癌：广王不留行、七叶一枝花、蛇莓（蔷薇科）各15 g，蒲公英、白英、龙葵（茄科）各30 g。水煎服。痛加苦楝果、延胡索（或乌药）各15 g；糜烂加银花藤、胡桃夹（又名分心木，胡桃夹即核桃果核内的木质隔膜）各30 g，同煎服。

5. 癌症：广王不留行（或薜荔全草）、夏枯草、铁线草（铁线蕨科扇叶铁线蕨）各100 g。水煎服，另取药汁外搽患处。

▶ **附注**　薜荔果（花序托）含中肌醇、芸香苷、β-谷甾醇、β-香树精乙酸酯、蒲公英赛醇乙酸酯、凝胶质等。

女 贞 子（女贞实）

▶ **来源**　木犀科植物女贞 *Ligustrum lucidum* Ait. 的成熟果实。

▶ **形态**　常绿灌木或小乔木，高4～10 m。嫩枝无毛。单叶对生；叶片卵形、长卵形或椭圆形，长6～12 cm，宽4～5 cm，先端尖，基部圆形或宽楔形，边缘全缘，两面均无毛。花白色，圆锥花序顶生，花萼4齿裂，花冠4裂，雄蕊2枚。果实肾形或近肾形，略弯曲，长7～10 mm，宽4～6 mm，成熟时深蓝黑色，有白粉。花期5～7月，果期7月至次年5月。

▶ **生境分布**　生于山野疏林中或栽培于路旁、庭园中。分布于我国陕西、山西、甘肃、河南、山东、江苏、浙江、江西、安徽、福建、台湾、湖北、湖南、广东、广西、海南、四川、贵州、云南、西藏等省（区）；朝鲜、印度、越南、尼泊尔等地也有分布。

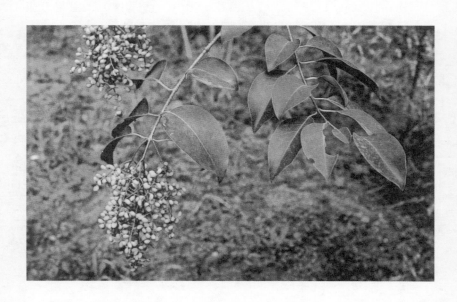

▶**采收加工** 冬季采收成熟果实，除去杂质，稍蒸或置沸水中略烫后，晒干，或直接晒干。

▶**性味功效** 甘、苦，凉。滋补肝肾，明目乌发，抑癌，降糖。

▶**用量** 6～12 g。

▶**验方** 1. 子宫颈癌：女贞子15 g，青葙花（苋科）30 g，金银花、薏苡仁、地榆、芡实各20 g。水煎服。有瘀滞实症者，宜减去芡实。

2. 骨瘤：女贞子、金银花、杜仲各60 g，赤芍、白芍、桑寄生各120 g，石斛150 g，续断、秦艽、茯苓、牛膝、宽筋藤（防己科中华青牛胆）各30 g，没药、乳香各20 g，香附25 g，三棱、莪术各18 g，姜黄24 g。水煎浓汤，加入饴糖、蜜糖各250 g，共熬成膏，每日服3次，每次服1匙。

▶**附注** 女贞子含齐墩果酸、酪醇、女贞酸、达玛-24-烯-3β-乙酰氧基-20S-醇、19α-羟基-3-乙酰乌索酸、达玛-25-烯-3β、20,24-三醇、2α-羟基齐墩果酸、3β-反式对羟基肉桂酰氧基-2α-羟基齐墩果酸、鼠李糖、对羟基苯乙醇-β-D-葡萄糖苷、芹菜素-7-O-β-D-葡萄糖苷、甘露醇、槲皮素、芹菜素、2α-羟基-3β-反式对羟基肉桂酰氧基齐墩果酸、特女贞苷、女贞苦苷、对羟基苯乙醇-α-D-葡萄糖苷、齐墩果酸的盐（sodium oleanolate）、硬脂酸、植物醇、熊果酸、乙酰齐墩果酸、9-十八烯酸、9,12-十八碳二烯酸、十六烷酸、ligustroside、（＋）eriodictyol、β-谷甾醇。女贞子还含K、Ca、Mg、Na、Zn、Fe、Mn、Cu、Ni、Cr、Ag等11种微量元素，其中K、Ca、Mg、Na 4种为人体宏量元素，Zn、Fe、Mn、Cu、Ni为人体必需的微量元素。女贞子挥发油含有大量酯类、醇类和醚类，其次是硫酮、烃类等。

药理研究证实，女贞子所含的齐墩果酸有抑瘤、降血糖、保肝、抑制突变、抗炎抑菌、升白细胞、生血、抗衰防老等作用。女贞子所含的熊果酸，齐墩果酸和乙酰齐墩果酸为促进免疫的有效成分。女贞子多糖（LLPS）有显著的免疫增强作用。女贞子的水煎剂可对抗肾上腺素或葡萄糖引起的血糖升高。女贞子对金黄色葡萄球菌、变形杆菌、伤寒杆菌、痢疾杆菌有抑菌作用，还有促进白细胞吞噬细菌作用。

马 齿 苋（瓜子菜）

▶来源　马齿苋科植物马齿苋*Portulaca oleracea* L. 的全草。

▶形态　一年生卧地草本。茎肉质，圆柱形，光滑无毛，通常红褐色。单叶互生或近对生；叶片肥厚肉质，倒卵形、长圆状倒卵形或匙形，长1～2.5 cm，宽0.5～1.5 cm，顶端钝圆或微凹，基部楔形，边缘全缘，两面均无毛，下面有时淡红色；叶柄极短。花黄色或淡黄色，无柄，单朵或数朵簇生于茎顶；萼片2片，卵形；花瓣5片，倒卵状长圆形；雄蕊8～12枚。蒴果卵形或圆锥形，直径约3 mm，成熟时盖裂，内含多数黑色种子。种子表面有小瘤点。花、果期6～9月。

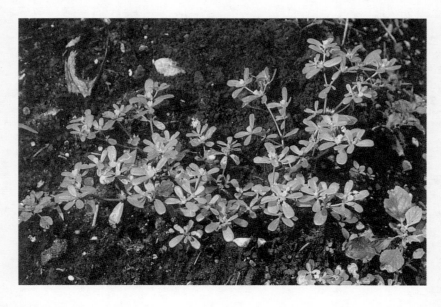

▶**生境分布**　生于平原、田野、路边、园边、荒地、耐旱耐涝。分布于我国各省区，世界温带和热带地区也有分布。

▶**采收加工**　夏、秋季采收，除去根及杂质，洗净，鲜用（鲜用更佳）或用开水烫过后晒干。用时洗净，切碎。

▶**性味功效**　酸、微甘，寒。清热解毒，凉血消肿。

▶**用量**　30～60 g。

▶**验方**　直肠癌：①马齿苋120 g，鸡蛋花（夹竹桃科）15 g。水煎服。②马齿苋120 g，白花蛇舌草（茜草科）60 g，白茅根（禾本科）30 g。水煎服。

▶**附注**　马齿苋全草富含n-3脂肪酸、左旋去甲肾上腺素、多巴明、多巴、维生素A、维生素B_1、维生素B_2、维生素C、尿素、胡萝卜素、皂苷、鞣质、树脂、脂肪、草酸氢钾、硝酸钾、氯化钾、硫酸钾及其他钾盐、苹果酸、枸橼酸、氨基酸、草酸盐、钙、磷、铁盐和马齿苋素甲、马齿苋素乙、微量游离草酸等。

药理研究证实，鲜马齿苋汁能明显阻断N-二甲基亚硝胺的化学合成，其抑制率为70.4%，经煮沸后的马齿苋汁抑制率为37.9%。马齿苋还有预防动脉粥样硬化和高血症以及延缓衰老，兴奋子宫，促进白细胞吞噬细菌，降压利尿及加强肠蠕动的作用。

马 鞭 草（铁马鞭）

▶**来源**　马鞭草科植物马鞭草 *Verbena officinalis* L. 的全草。

▶**形态**　多年生直立草本，高30～60 cm。茎四棱形，棱上和节上有硬毛，近基部圆形。单叶对生，近于无柄；叶片卵圆形或倒卵形，长2～8 cm，宽1～5 cm，基生叶的边缘有粗锯齿或缺刻，茎生叶多数3深裂，裂片边缘有不整齐锯齿，两面均有硬毛，下面脉上的毛较多。花淡紫色或蓝色；穗状花序顶生或腋生，结果时长达25 cm；花萼5齿裂；花冠长4～8 mm，5裂；雄蕊4枚，内藏。果实长圆形，长约

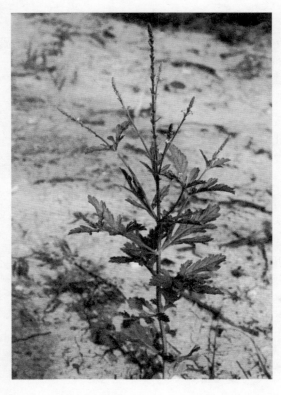

2 mm。花、果期6～10月。

▶生境分布 生于平原草地、路边、田边、溪边、村边、山坡荒地、林边。分布于我国陕西、甘肃、山西、新疆、江苏、浙江、江西、安徽、福建、台湾、湖北、湖南、广东、广西、海南、四川、贵州、云南、西藏等省（区）；世界温带至热带地区也有分布。

▶采收加工 夏、秋季采收，除去杂质，晒干。用时洗净，切短段。

▶性味功效 苦，凉。清热解毒，活血散瘀，截疟，抗癌。

▶用量 5～10 g。

▶禁忌 孕妇及元气虚者忌服。

▶验方 肝癌：马鞭草、凤尾草（凤尾蕨科）、炙鳖甲、石燕（先煎）各15 g，三棱、莪术、郁金、桃仁、延胡索、炮穿山甲各10 g，炙乳香、炙没药、三七（另包，研粉分3次冲服）各3 g，红花5 g，土鳖虫7只。水煎分3次服。

▶附注 马鞭草含马鞭草苷（verbenalin）、马鞭草醇、3,4-二氢马鞭草苷、5-羟基马鞭草苷、腺苷、β-谷甾醇、β-胡萝卜素、水苏糖、鞣质、挥发油、转化酶、甾体类。

药理研究证实，马鞭草醇提液具有抗绒癌作用，还可直接破坏滋养层细胞，抑制ＨＣＧ（绒毛膜促性腺激素）分泌。马鞭草提取液灌胃给药，对小鼠有抗早孕作用。马鞭草所含的β-谷甾醇和马鞭草苷是马鞭草镇咳的有效成分。全草对鼠疟原虫抑制率在70％以上。水煎剂对金黄色葡萄球菌、福氏痢疾杆菌、白色葡萄球菌、肺炎杆菌、卡他球菌、大肠杆菌均有抑菌作用，水煎剂浓度31 mol/L能杀死钩端螺旋体。

王 瓜 根

▶**来源**　葫芦科植物王瓜 *Trichosanthes cucumeroides*（Ser.）Maxim. 的根。此外，果实也入药。

▶**形态**　多年生攀缘藤本。块根肥大，圆柱形或纺锤形。茎有短柔毛。单叶互生，宽卵形或圆形，长5～13 cm，宽5～12 cm，通常3～5浅裂或深裂，或有时不分裂，裂片边缘有齿，上面有短绒毛和散生短刚毛，下面密生短绒毛；叶柄长3～10 cm，有毛；卷须侧生于叶柄基部，2歧，有毛。花白毛；雌雄异株；雄花为总状花序，或单朵花与之并生；花梗长约5 mm，有毛；小苞片线状披针形，长约3 mm，边缘全缘，有短柔毛，罕无小苞片；花萼筒长约7 cm，5裂，裂片线形，长约5 mm，边缘全缘，反折；花冠5裂，裂片长圆状卵形，长约15 mm，宽约7 mm，顶端有长的丝状流苏；雄蕊3枚，1枚1室，另2枚2室，药室对折；雌花单生，花梗长0.5～1 cm。果实卵圆形、卵状椭圆形或近球形，长约7 cm，直径约5 cm，成熟时橙红色，平滑，两端钝圆，顶端有喙。种子呈长方"十"字形，深褐色，长7～12 mm，宽7～14 mm，两侧室近圆形，直径约4.5 mm，表面有瘤状突起，中部有隆起的宽环带。花、果期5～11月。

▶**生境分布**　生于山谷林下、山坡林边、灌丛中。分布于我国江苏、浙江、江西、安徽、福建、台湾、湖北、湖南、广东、广西、海

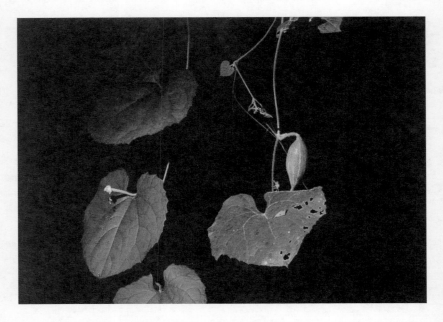

南、四川、贵州、云南等省（区）；日本也有分布。

▶**采收加工**　根于秋、冬季采收，洗净，切片，晒干。果实于秋季成熟时采，带果柄采下，采时避免碰破果皮，以免汁液流出，悬挂于空气流通处阴干。用时洗净，根切碎，果实打碎，烧存性研粉。

▶**性味功效**　根：苦，寒；有小毒。清热，生津，散瘀，止痛，抗癌。果实：苦，寒。清热，生津，散瘀，通乳。

▶**用量**　根：5～10 g（鲜品60～100 g）。果实：3～10 g。

▶**禁忌**　脾胃虚寒者及孕妇忌服。

▶**验方**　1.鼻咽癌：①王瓜根、菝葜根（百合科或菝葜科）各15 g。水煎服。②王瓜根15 g，半枝莲（唇形科）30 g，白花蛇舌草（茜草科）60 g。水煎当茶饮。③鲜王瓜根100 g。水煎取汁与肥猪肉120 g同煮服，每日服1剂。

2.肠癌：王瓜果实30 g（烧存性研粉），神曲60 g（炒，研细粉）。共调匀，每次服6 g，每日3次，开水送服。

► **附注**　王瓜根含葫芦素结晶B和E、山奈苷、蛋白质、胆碱、胡萝卜素、氨基酸。王瓜果实含番茄红素、β-胡萝卜素、α-波甾醇、$\triangle^7$-豆甾烯醇。王瓜果皮的挥发性有机酸含棕榈酸、亚油酸、月桂酸、肉豆蔻酸等15种长链脂肪酸。王瓜果肉含丝氨酸蛋白酶A2。种子含豆甾烷醇、γ-胍基丁酸、α,β-二氨基丙酸。

药理研究证实，王瓜根所含的葫芦素结晶B和E（20 μg/ml），对癌细胞的杀伤率为82.6%，浓度提高至80 μg/ml时，其杀伤率达94.1%，而对正常人淋巴细胞转化率的影响则分别为90.6%及89.5%，表明葫芦素结晶B和E对鼻咽癌细胞有较强的杀伤作用，是王瓜根的有效活性成分，它同时能促进正常淋巴细胞的转化功能，王瓜根原汁对鼻咽癌细胞的杀伤力较其所含葫芦素B和E强，但对淋巴细胞也有明显的杀伤作用。加热后的王瓜根原汁杀癌细胞作用较原汁低，表明王瓜根毒蛋白也是1种抗癌有效成分。

天 南 星（南星）

► **来源**　天南星科植物一把伞南星 *Arisaema erubescens*（Wall.）Schott 的块茎。

► **形态**　多年生直立草本。块茎扁球形，直径4～6 cm，外皮黄褐色，或黄色，少有淡紫色，须根多数，叶1枚由块茎顶端生出，叶柄比叶片长，叶柄长40～80 cm；叶片放射状全裂，裂片7～23片，披针形或长圆形，无柄，长8～24 cm，宽0.6～3.5 cm，先端长渐尖，并延长成丝状尾尖。花雌雄异株；肉穗花序从叶柄下部抽出；佛焰苞外面绿色或上部带紫色，通常有白色条纹，里面多有紫斑，顶端细丝状；肉穗花序下部2～3 cm部分有花，中部有中性花；花被缺；雄花多数，花药2～5个簇生；雌花密生，子房1室。浆果红色；果序棒状圆柱形，长5～7 cm，直径3～5 cm。花期5～7月，果熟期9月。

► **生境分布**　生于阴湿沟边、草坡、荒地、灌丛、林下。分布于我国河北、陕西、河南、山西、甘肃、宁夏、浙江、江西、安徽、湖北、湖南、福建、台湾、广东、广西、海南、四川、贵州、云南、西藏等省（区）；印度、不丹、尼泊尔、锡金、缅甸、泰国等地也有分布。

▶**采收加工** 秋、冬季采收，除去须根及外皮，晒干。用时洗净，切薄片或捣碎。

▶**性味功效** 苦、辛，温；有毒。燥湿化痰，散结消肿，抑癌。

▶**用量** 3～9 g。一般炮制后服，未经炮制称生南星，不可内服。

▶**禁忌** 孕妇忌服。

▶**验方** 1. 子宫颈癌：①生天南星、生半夏各3 g。捣碎，纱布包裹塞患处，每日1次，17小时后取出；同时内服南星药片（每片相当于生药10 g），每次服2片，每日服3次。②鲜天南星6 g。加75％酒精（乙醇）0.5 ml，捣碎成浆状，用纱布包扎，制成栓剂，塞入患处；同时取生天南星10 g，水煎代茶饮，每日1剂。③鲜天南星制成注射剂（每支2 ml，含生药10 g）。子宫颈注射用，每次注射2～4 ml，隔日

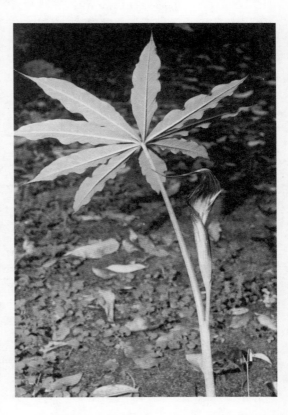

1次。

2. 淋巴肉瘤，体表癌肿：鲜天南星1枚，捣烂，滴好醋5～7滴；如无鲜品，用干品捣碎研细粉，醋调。先用针刺患部，然后将药贴之。觉痒，则频贴取效。

3. 肝癌：生天南星15 g。水煎，分多次服。

▶**附注**　一把伞南星块茎含皂苷，安息香酸，黏液质，多量淀粉。

药理研究证实，一把伞南星块茎有祛痰，镇静，镇痛和镇痉作用。鲜品提取液对小白鼠的肿瘤有抑制作用。

木 棉 根（木棉树根）

▶**来源**　木棉科植物木棉 *Bombax malabaricum* DC. 的根或根皮。此外，木棉种子、木棉树皮也入药。

▶**形态**　落叶乔木，高达25 m。根粗壮。树皮灰色，有扁圆锥形粗刺。枝平展，轮生。指状复叶互生，小叶5～7片；小叶片长椭圆状披针形，长10～16 cm，宽4～6 cm，边缘全缘，两面均无毛；托叶早落。花大，红色，直径10～12 cm，叶前开放；单朵或数朵聚生于枝的近顶端；花萼杯状，厚革质，长约4 cm，外面无毛，里面有丝毛，5裂；花瓣5片，稍厚，肉质，长圆形，长8～10 cm，两面多少有星状柔毛；雄蕊多数，合生成5束。蒴果长圆形，木质，长10～15 cm，宽约5 cm，成熟时开裂，果瓣内有丝状绵毛。种子多数，倒卵形。花期3月，果期5月。

▶**生境分布**　生于山谷、平原、河边、村边，或栽培。分布于我国广东、广西、海南、福建、台湾、云南等省（区）；越南也有分布。

▶**采收加工**　根、根皮、树皮全年可采，除净杂质，晒干。种子于果实成熟时采，晒干。用时洗净，根、根皮、树皮切碎。种子捣碎。

▶**性味功效**　根、根皮：淡、涩，凉。清热利湿，收敛止血，抗癌。树皮：微辛、涩，平。清热利湿，活血，消肿，止痛。种子：辛，热；微毒。抑癌。

▶**用量**　15～30 g。

▶**验方**　1. 肺癌：①木棉根30 g。水煎服。②木棉根、鱼腥草、四叶参（桔梗科羊乳）、蛇莓（蔷薇科）各15 g，白英（茄科）30 g。水煎服。③木棉树皮60 g。水煎服。

2. 肠癌：①木棉根（或木棉树皮）30 g。水煎服。②木棉根（或木棉树皮）100 g，猪瘦肉60 g。水煎服。③木棉根、白花蛇舌草（茜草科）、白茅根各30 g，银花藤、半枝莲（唇形科）各15 g。水煎服。

3. 肿瘤：木棉种子、白花蛇舌草、白茅根、夏枯草各15 g。水煎服。

▶**附注**　木棉根含豆甾醇、α-波甾醇、β-谷甾醇、香橙素-4′-甲醚、胡萝卜苷、齐墩果酸、橙皮苷、硝酸钾、蛋白质、阿拉伯糖、半乳糖、鞣质、淀粉、脂类、胶质等。树皮含羽扇醇、羽扇酮、黄酮

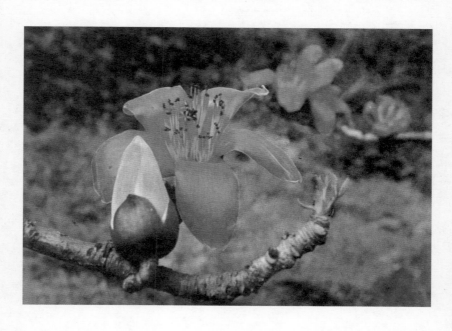

苷、酚类、鞣质、蒽醌等。

　　药理研究证实，木棉根的醋酸乙酯提取物有明显的抗肿瘤活性作用。木棉种子提取物对小鼠S_{180}肉瘤、艾氏癌实体瘤均有抑制作用。木棉根水提物76 g/kg灌胃，对动物移植性肿瘤（S_{180}）有明显抑制作用。木棉去皮木质部及木棉提取分离液均有保肝作用。

长 春 花（日日新、雁来红）

　　▶**来源**　夹竹桃种植物长春花 *Catharanthus roseus*（L.）G. Don 的全草。

　　▶**形态**　多年生直立草本，高30～60 cm，全株均无毛，新鲜时折断叶柄有水液溢出。嫩枝绿色或紫红色。单叶对生；叶片倒卵状长圆形，长2.5～5 cm，宽2～3 cm，顶端圆，基部狭，边缘全缘，两面均

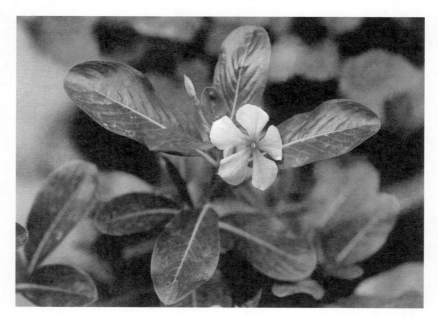

无毛；叶柄短。花红色，长约2.5 cm；聚伞花序顶生或腋生，有花2～3朵；花萼5深裂，内面无腺体或腺体不明显；花冠高脚碟状，裂片5片，长和宽约1.5 cm；雄蕊5枚，内藏。果实圆柱形，双生，直立，平行或略叉开，长约2.5 cm，直径约3 mm，外面有毛。种子黑色，长圆状筒形，顶端无种毛有粒状小瘤。花、果期几乎全年。

生境发布 栽培植物，或逸为野生，生于海滩、村边、路边、园地草丛中。我国江苏、浙江、山东、江西、安徽、福建、台湾、河南、湖北、湖南、广东、广西、海南、四川、贵州、云南等省（区）有栽培；世界热带、亚热带地区也有栽培。

▶**采收加工** 四季可采，除去杂质，晒干。用时洗净，切碎。

▶**性味功效** 微苦，凉；有毒。清热解毒，降压，抗癌。

▶**用量** 6～10 g。

▶**验方** 1. 淋巴瘤，急性淋巴细胞型白血病：长春碱（或长春新碱）（用长春花全草提取的生物碱）制成注射液，每方剂量为0.6 mg/kg，作静脉注射。注射时应小心，避免漏出血管外。

2. 白血病：长春花、蒲葵子、喜树果（或喜树皮）各15 g，板蓝根30 g，青黛1 g（另包，冲服）。水煎，冲青黛服。

▶**附注** 长春花全草含长春碱（vinblastine，VLB）、长春新碱（vincristine，VCR）、环氧长春碱（vinleurosine，VLR）、异长春碱（vinrosidine，VRD）、长春文碱（leurosivine）、罗维定碱（rovidine）、卡罗新碱（carosine）、派利文碱（pervine）、派利维定碱（perividine）、长春朵里宁碱（vindolinine）、派利卡林碱（pericalline）等67种生物碱。

药理研究证实，长春碱、长春新碱、环氧长春碱、异长春碱、长春文碱、罗维定碱等有抗癌活性，其中长春碱（VLB）和长春新碱（VCR）已制成针剂。卡罗新碱、派利文碱、派利维定碱、长春朵里宁碱、派利卡林碱等有抗病毒活性。

丹 参（红丹参、紫丹参、赤丹参）

▶**来源**　唇形科植物丹参 *Salvia miltiorrhiza* Bunge 的根。

▶**形态**　多年生直立草本，高30～80 cm。根圆柱形，肉质，长5～20 cm，直径4～14 mm，多分枝，鲜时表面棕红色，断面肉白色，渐变粉红色，干后表面呈棕红色或暗棕红色。茎四方形，密生黄白色柔毛和腺毛。单数羽状复叶对生，小叶通常3～5片；小叶片卵圆形、椭圆状卵形或宽披针形，长1.5～8 cm，宽1～4 cm，边缘有圆齿，两面均有疏柔毛，下面毛较密。花紫蓝色；轮伞花序约6朵，组成总状花序生于枝顶或叶腋，长5～17 cm；花萼钟状，长约1.1 cm，略带紫色，外面有疏柔毛和具腺长柔毛，5裂呈唇形；花冠唇形，长2～2.7 cm，外面有具腺短柔毛，花冠筒常外伸及向上弯曲，上唇长12～15 mm；能育雄蕊2枚。果实分裂为4个小坚果，小坚果椭圆形，黑色。花、果期4～9月。

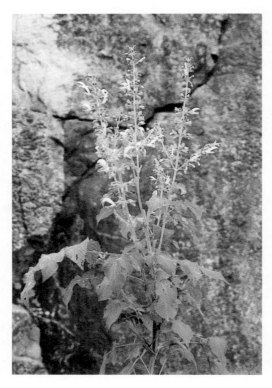

▶**生境分布**　生于向阳山坡、草丛、沟边、路边湿润处。分布

于我国辽宁、陕西、山西、河北、河南、山东、江苏、浙江、江西、安徽、湖南、广西等省（区）；日本等地也有分布。

▶**采收加工** 秋季采收，除去杂质，晒干。用时洗净，润透切薄片，晒干。

▶**性味功效** 苦，微寒。祛瘀止痛，活血通经，抗肿瘤，降压，降血糖。

▶**用量** 10～15 g。

▶**禁忌** 不宜与藜芦同用。

▶**验方** 1. 肝癌：丹参、郁金、黄芪、香附各10 g，炙鳖甲15 g，人参（生晒参）3 g（另包，另煎冲服）。水煎服，每日1剂。同时，取蜈蚣、全蝎、水蛭、五灵脂、僵蚕、蟑螂、蝙蝠各等量，共研细粉，每次服3 g，每日服2次，沸开水冲服。

2. 子宫颈癌：丹参、党参、山药、白术各10 g，石燕（另包，先煎）、瓦楞子（另包，先煎）、半枝莲（唇形科）各30 g，漏芦15 g，甘草3 g。水煎服。

3. 子宫癌：丹参、益母草、金银花、乳香、没药、泽兰（唇形科）、川芎、五灵脂、甘草各6 g，当归15 g，蒲黄炭10 g。水煎服。

4. 胃癌、食道癌：①丹参、制何首乌、枸杞子、熟地黄各15 g，党参、黄芪、茯苓各12 g，当归、白术、白芍、鹿角片（另包，先煎）、山药各10 g，甘草3 g。水煎服。②丹参、沙参、瓜蒌各15 g，紫参（唇形科华鼠尾草）30 g，代赭石20 g（另包，先煎），郁金、法半夏各10 g，旋覆花（布包煎）、炒枳壳各6 g，佛手片（芸香科）5 g。水煎服。呕吐痰涎量多，加莱菔子10 g，生姜汁10滴，蜜糖1匙冲服；气逆不畅，加橘皮6 g，沉香3 g（另包，后下）；心烦，口干苦，舌苔黄，加黄连3 g，芦根30 g，栀子6 g，同煎服。

▶**附注** 丹参根含丹参酮甲、丹参酮乙、丹参酚甲、丹参酚乙、隐丹参酮、丹参新酮、丹参酸、丹参酚、丹参螺旋缩酮内酯、丹参新昆丁、丹参醛、1,2,15,16-四氢丹参醌、黄芩苷、β-谷甾醇、熊果酸、β-谷甾醇-D-艾葡萄糖苷、原儿茶醛、异阿魏酸、

（－）-二氢丹参酮Ⅰ、
二氢异丹参酮Ⅰ、脂溶性
的二萜醌、水溶性的酚性
酸、迷迭香酸、原紫草
酸、紫草酸、紫草酸乙镁
盐、紫草酸乙氨钾盐、丹
酚酸戊镁盐。

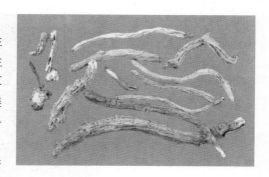

　　药理研究证实，丹参
有抗肿瘤作用，抑制矽肺
病变作用，抑制肿瘤细胞的侵袭黏附能力，能降低裸鼠人肝癌切除术
后的转移复发，具有降压、降血糖和扩张冠状动脉作用，还有改善微
循环、抗炎、镇静、清除氧自由基、保肝、保护药物性喘息、保护心
脏、溶纤和改善前列腺素代谢等作用。对奥杜盎氏小芽胞癣菌、星形
奴卡氏菌有抑菌作用，100％浓度对金黄色葡萄球菌、脑膜炎球菌、伤
寒杆菌、大肠杆菌有抑菌作用。

水 田 七（屈头鸡）

▶来源　蒟蒻薯科植物裂果薯 *Schizocapsa plantaginea* Hance 的根
状茎。

▶形态　多年生草本，高15～30 cm。根状茎肉质，长圆形而弯
曲，长2～4 cm，直径1～1.5 cm，须根多数。单叶，全部基生；叶片狭
椭圆形或椭圆状披针形，长10～15 cm，宽2～6 cm，先端尖，基部渐狭
而下延成为翅柄，边缘波状，两面均无毛；叶柄长7～11 cm。花葶长
6～13 cm，从叶丛中抽出，伞形花序有花8～15朵，顶生；总苞片4片，
卵形，长1～2 cm，宽0.7～1.8 cm；小苞片线形，长5～7 cm；花被裂片6
片，淡绿色或淡紫色，外轮3片卵形，长约1.2 cm，宽约0.5 cm；内轮3片

近圆形，比外轮的短，直径约0.6 cm；雄蕊6枚，花丝顶端兜状，两侧向下突出成角状。蒴果近倒卵形，直径6～8 mm，顶端无宿存花被片，成熟时3瓣裂至基部，种子多数。花、果期4～11月。

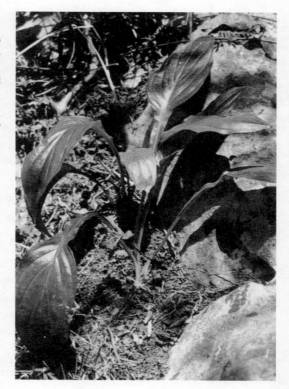

▶**生境分布**　生于沟边、田埂、河旁、浅水湿地。分布于我国江西、湖南、广东、广西、贵州、云南等省（区）；越南、老挝、泰国等地也有分布。

▶**采收加工**　夏、秋季采收，洗净，晒干。用时洗净，润透切薄片或切碎。

▶**性味功效**　苦，寒；有小毒。凉血，散瘀，消炎，止痛，抑癌。

▶**用量**　3～10 g。

▶**禁忌**　孕妇忌服。本品有毒，每剂用量不宜超过15 g。

▶**验方**　1. 鼻咽癌：水田七、辛夷花各10 g，蒲公英、苍耳草、白英（茄科）、魔芋（另包，先煎）各30 g，夏枯草、黄药子各15 g。先加水煎魔芋2小时后，再加入其他各味药同煎，滤取清汁内服。

2. 胃癌：水田七10 g，薏苡仁、葫芦茶（豆科或蝶形花科）、白茅根各30 g，白花蛇舌草（茜草科）60 g。水煎服。白糖为引。

▶**附注** 水田七（裂果薯根状茎）含箭根酮内酯A和B、裂果薯皂苷甲为约茂皂苷元-3-O-$β$-D-吡喃葡萄糖（1→2）[$α$-L-吡喃鼠李糖（1→3）] [$α$-L-吡喃鼠李糖（1→4）]-$β$-D-吡南葡萄糖苷、裂果薯皂苷乙为约茂皂苷元-3-O-$α$-L-吡喃鼠李糖（1→2）[a-L-吡喃鼠李糖（1→3）]-$β$-D-吡喃葡萄糖苷，裂果薯皂苷丙为豆甾醇苷、$β$-谷甾醇、约茂皂苷元（yamogenin）、薯蓣皂苷元（diosgenine）、胡萝卜苷、C_{27}甾体皂苷元或甾体皂苷。

药理研究证实，裂果薯根状茎所含的箭根酮内酯A和B对肿瘤细胞有抑制作用，并对鼠疟原虫有杀灭作用。

水 杨 梅

▶**来源** 茜草科植物细叶水团花 *Adina rubella* Hance 的全株。

▶**形态** 直立小灌木，高0.5～1 m。根粗壮，圆柱形，表皮灰黄色，刮去表皮呈红棕色。嫩枝通常带红色，有微柔毛，老枝无毛。单叶对生；叶片卵状披针形，长2.5～4 cm，宽0.8～1 cm，边缘全缘，上面无毛或中脉有疏短柔毛，下面沿叶脉有疏柔毛；叶柄极短或近于无叶柄；托叶披针形，长约2 mm，2深裂。花小，紧密聚集成球形的头状花序，花序直径1.5～2 cm，单个顶生；花序梗长2～3 cm；花萼管状，5裂；花冠直径约2 mm，5裂；雄蕊5枚。果序球形，成熟时带红色，似杨梅果；小果实楔形，长约3 mm。花、果期6～10月。

▶**生境分布** 生于溪边石滩上、沙滩上、浅溪中、河边湿地、山沟边、疏林中或灌丛中。分布于我国江苏、浙江、江西、安徽、福建、台湾、湖北、湖南、广东、广西、海南、四川、贵州、云南等省区；越南、朝鲜、日本等地也有分布。

▶**采收加工** 全年可采收，洗净，趁鲜切片，晒干。用时洗净，切碎。

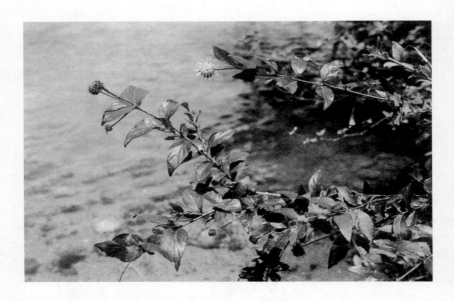

▶**性味功效** 苦、涩，凉。清热解毒，消肿止痛，祛风止痒，抑癌。

▶**用量** 10～30 g。

▶**验方** 1. 肝癌：①水杨梅60 g，凤尾草（凤尾蕨科）30 g。水煎代茶饮。②水杨梅、野葡萄根（葡萄科）、猕猴桃根（猕猴桃科）各50 g，凤尾草、白茅根、半边莲（桔梗科或半边莲科）、半枝莲（唇形科）各30 g。水煎服。

2. 胃癌：①水杨梅、凤尾草各30 g。水煎代茶饮。②水杨梅、薏苡仁各30 g，白花蛇舌草（茜草科）50 g，白茅根40 g。水煎服。

▶**附注** 水杨梅茎及根含甲基-β-咔啉羧酸酯、β-谷甾醇、quinovic acid、quinovic acid-3β-O-β-D-glucopyranoside、quinovic acid-3β-O-α-L-rhamnopyranoside、3-oxo-urs-12-ene-27、28-dioic acid、noreugenin、7-O-β-D-glucosyl-noreugenin、东莨菪内酯、胡萝卜苷、quinovic acid-3β-O-（3',4'-isopropylidene）-β-D-fucopyranoside、quinovic acid-3β-O-（2',3'-O-isopropylidene）

$-\alpha-L-rhamnopyranoside$、quinovic acid$-3\beta-O-\beta-D-$fucopyranoside、quinovic acid$-3\beta-O-D-glucopyranosyl-$（28→1）$-\beta-D-glucopyranosyl$ ester、5$-hydroxy-2-methychromone$ 7$-O-\beta-D-xylopyranosyl$（1→6）$-\beta-D-glucopyranoside$、5$-hydroxy-2-methychromone-7-O-\beta-D-apiofuranosyl$（1→6）$-\beta-D-glucopyranoside$、2,4,6$-trimethoxy-phynol-O-\beta-D-apiofuranosyl$（1→6）$-\beta-D-glucopyranoside$、strictosidinic acid、harman$-3-$carboxylic acid、马钱素、2$-O-\alpha-D-glucopyranosyl-D-glucose$、quinovic acid $3\beta-O-\beta-D-fucopyranosyl$（28→1）$\beta-D-glucopyranosyl$ ester、quinovic acid $3\beta-O-\alpha-L-rhamnopyranosyl-$（28→1）$-\beta-D-glucopyranosyl$ ester、quinovic acid $3\beta-O-\beta-D-glucopyranosyl$（1→2）$-\beta-D-glucopyranoside$、rubelloside A、rubelloside B、rubelloside C、rubelloside D、3$\beta-23,24-trihydroxyolean-12-en-28-oic$ acid、3$\beta,6\beta,24-trihydroxyolean-12-en-28-oic$ acid、3$\beta,6\beta,19\alpha,24-tetrahydroxyurs-12-en-28-oic$ acid、cincholic acid $3\beta-O-\beta-D-fucopyranoside$、pyrocicholic acid $3\beta-O-\beta-D-$fucopyranoside、pyrocincholic acid $3\beta-O-\alpha-L-rbamnopyranoside$。

药理研究证实，水杨梅根醇浸膏对小鼠L_{651}白血病和子宫颈癌细胞均有抑制作用。水煎剂对金黄色葡萄球菌、溶血性链球菌有抑菌作用。水杨梅临床对治疗宫颈癌有效。

水红花子（红蓼实、水红子）

▶来源　蓼科植物红蓼 *Polygonum orientale* L. 的成熟果实。

▶形态　一年生直立草本，高0.8～1.5 m。全株密生白色粗长毛。茎中空，有节。单叶互生；叶片宽卵形或卵形，长10～20 cm，宽6～12 cm，先端尖，基部圆形或微心形，边缘全缘或浅波状，两面均有粗长毛及腺点；叶柄长；托叶鞘筒状，膜质，有毛，顶端常扩大而成

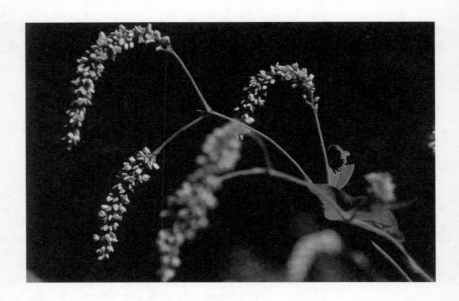

开展的或外反的叶片状，有缘毛。花小，粉红色或白色；圆锥花序顶生，长2～8 cm，稍下垂，有毛；苞片鞘状，外面有毛，内面无毛，广卵形；花被片5片，椭圆形；雄蕊7～8枚。瘦果扁圆形，直径2～3 mm，厚1～1.5 mm，表面棕黑色，两面中部微凹，有光泽，先端微尖，果皮厚而坚硬，包于宿存的花被内。花期4～6月，果期7～10月。

▶**生境分布**　生于村边、路边、池塘边、水边湿地、草地阴湿处，或栽培。分布于我国各省区；东亚、东南亚各国也有分布。

▶**采收加工**　8～10月间割取果穗，晒干，打下果实，除去杂质。用时洗净，捣碎。

▶**性味功效**　咸，微寒。消瘀破积，健脾利湿，明目益气，抑癌，抑菌。

▶**用量**　6～10 g。

▶**禁忌**　脾胃虚寒者忌服。

▶**验方**　1. 腹腔内癌瘤：①水红花子一半微炒，另一半生用。共研细粉，每次服6 g，米酒调服，饭后服。②水红花子、急性子（凤仙花科）、大黄各30 g。共研细粉，每次服15 g，每日服2次。③水红花子熬膏，加入麝香少许，贴患处。

2. 肝癌：水红花子30 g，牡丹皮、茜草各10 g，桃仁、橘红、桂枝各6 g，砂仁3 g（后下）。水煎服，早晚各服1次。如有黄疸加茵陈蒿、姜黄、郁金、鸡内金各15 g；肝脾肿大加鳖甲、莪术、柴胡各15 g，同煎服。

▶附注　水花子含槲皮素，花旗松素，还含有淀粉41.51%。全草含牛蒡子苷，拉帕酚B，红蓼脂素等。

药理研究证实，小鼠每天灌服水红花子煎剂、酊剂或石油醚提取物，对艾氏腹水癌和肉瘤S_{180}有抑制作用。水红花子水煎剂有利尿作用，对志贺氏痢疾杆菌和福氏痢疾杆菌有抑菌作用。

半 边 莲（急解索、小半边莲）

▶来源　桔梗科（或半边莲科）植物半边莲 *Lobelia chinensis* Lour. 的全草。

▶形态　矮小草本，高6～150 cm。新鲜茎叶折断时有白色乳状汁液。茎无毛，平卧地面或斜升，着地部分节上生根。单叶互生，无柄或近无柄；叶片椭圆状披针形或条形，长8～25 mm，宽2～6 mm，边缘全缘或顶部有锯齿，两面均无毛。花粉红色或白色，通常单朵生于上部叶腋；花萼筒无毛，5裂；花冠5裂，裂片全部平展于一侧，呈1个平面，裂片几乎同形；雄蕊5枚，花丝中部以上连合，花丝筒无毛，未连合部分花丝侧面有毛。蒴果倒锥状，长约6 mm。种子多数。花、果期5～10月。

▶生境分布　多生于湿润的水田边、水沟边和湿草地。分布于我国江苏、浙江、江西、安徽、福建、台湾、湖北、湖南、广东、广西、海南、四川、贵州、云南等省（区）；印度以东的亚洲其他各国也有分布。

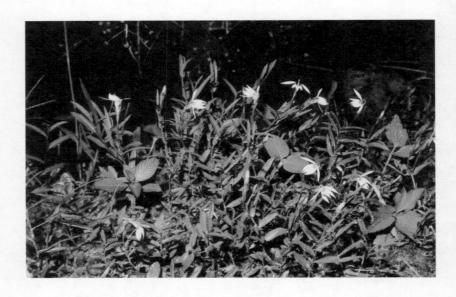

▶采收加工 夏、秋季采收，除去杂质，晒干。用时洗净，切碎。

▶性味功效 辛，平。清热解毒，利尿消肿，抗菌，抗肿瘤。

▶用量 10～15 g。

▶禁忌 孕妇慎服。

▶验方 1. 胃癌：半边莲、三七姜（姜科土田七）、水田七（蒟蒻薯科裂果薯）、兖州卷柏（卷柏科）各15 g。水煎服。

2. 口腔癌：半边莲30 g。水煎当茶喝，连服30日。

3. 直肠癌，胃癌：①半边莲、白花蛇舌草各30 g，预知子（也称八月扎，木通科木通、三叶木通或白木通的成熟果实）15 g。水煎服。②半边莲、半枝莲、穿破石（桑科）、薏苡仁、金钱草（或广金钱草）各30 g，玉簪（开白花）根（百合科）1.5 g。水煎服。

4. 食道癌：半边莲、半枝莲、凤尾草（凤尾草科）、白茅根各30 g，野葡萄根（葡萄科）、猕猴桃根（猕猴桃科）各60 g，均用鲜品。水煎服。

5. 肝癌：半边莲60 g，白花蛇舌草120 g，鱼腥草100 g，水煎服，服4剂后，加鸦胆子、万年青（百合科）各1.5 g，白背叶根（大戟科）6 g，同煎服。

▶**附注**　半边莲全草含山梗菜碱，山梗菜酮碱，异山梗菜酮碱，山梗菜醇碱等多种生物碱以及黄酮类，皂苷，氨基酸。

药理研究证实，半边莲有抗癌、利尿和降压作用。对卡他球菌、金黄色葡萄球菌、伤寒杆菌、副伤寒杆菌、大肠杆菌、绿脓杆菌、福氏痢疾杆菌有抑菌作用。

半 枝 莲

▶**来源**　唇形科植物半枝莲 *Scutellaria barbata* D. Don 的全草

▶**形态**　多年生直立草本，高15～30 cm。茎四方形，无毛或在花序轴上有疏短紧贴柔毛。单叶对生，近无柄；叶片三角状卵形或卵状披针形，长1～3 cm，宽0.5～1 cm，边缘有疏而钝的锯齿，两面无毛或沿叶脉有紧贴短柔毛。花紫蓝色，单朵生于叶腋；苞片叶状，渐变小；花萼唇形，长约2 mm，萼筒背上生1盾片高约1 mm，外面有粘质柔毛，结果时增大；花冠唇形，长约1.2 cm；雄蕊4枚。果实裂为4枚小坚果，小坚果扁球形，有小瘤状突起。花、果期4～7月。

▶**生境分布**　生于平地湿草地、沟边、溪边、水田边或山脚湿润处。分布于我国陕西、河北、河南、山东、江苏、浙江、江西、安徽、福建、台湾、湖北、湖南、广东、广西、海南、四川、贵州、云南等省（区）；中南半岛及印度、日本等地也有分布。

▶**采收加工**　夏、秋季采，除去杂质，晒干。用时洗净，切短段。

▶**性味功效**　辛、苦，寒。清热解毒，消肿止痛，利尿，降压。

▶**用量**　15～30 g。

▶**禁忌**　孕妇慎服。

▶**验方**　1. 早期肺癌：半枝莲、白英（茄科）各30 g。水煎服。

2. 早期肺癌，肝癌，胃癌，直肠癌：①半枝莲、白花蛇舌草、莪术（姜科）各30 g。水煎服。②半枝莲、白花蛇舌草各60 g。水煎服。

3. 食管癌，口腔癌，胃癌：半枝莲30 g。水煎服。

4. 乳房纤维瘤，多发性神经纤维瘤：半枝莲、野菊花、六棱菊各30 g，当归尾15 g，穿山甲、象皮各10 g，全蝎6 g，蜈蚣2条。水煎服，连服20～30剂。

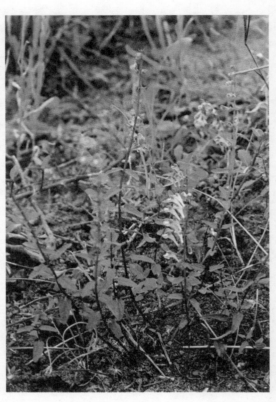

5. 恶性葡萄胎：半枝莲60 g，龙葵（茄科）30 g，紫草15 g。水煎服。

6. 鼻咽癌：半枝莲、野葡萄根（葡萄科）各60 g，白花蛇舌草、丹参、紫草各30 g，急性子（凤仙花科）、干蟾蜍皮各12 g，地龙、姜半夏、甘草各6 g，制马钱子0.5 g。水煎服。

7. 肝癌：①半枝莲、白花蛇舌草、鸡骨草（豆科或蝶形花科）、瓜子金（远志科）各30 g。水煎服。②半枝莲、黄毛耳草（茜草科）、半边莲（桔梗科或半边莲科）、薏苡仁各30 g，天胡荽（伞形科）60 g。水煎服。③半枝莲、白花蛇舌草、生地黄各30 g，炙鳖甲、郁金、泽泻、铁树叶（苏铁科）各15 g，人参10 g（另包，分3次冲服），大枣10枚。水煎服。

8. 膀胱癌：半枝莲、仙鹤草、车前草、大蓟、小蓟各30 g，生地黄、知母、黄柏各15 g。水煎服。

9. 子宫颈癌：①半枝莲60 g，漏芦30 g。水煎服。②半枝莲60 g，白茅根30 g，炒大黄、木香各3 g，车前子、漏芦各15 g，萆薢、栀子各10 g。水煎服。②半枝莲30 g，丹参、党参、山药、白术各10 g，石燕（另包，捣碎先煎）、瓦楞子（另包，捣碎先煎）各30 g，漏芦15 g，甘草3 g。水煎服。出血多加地榆炭、茜草各15 g；白带多加莲子15 g，山药加大用量至30 g；黄带多加苍术、土茯苓各15 g，黄柏10 g；腹痛加延胡索、乌药各10 g；气虚加黄芪15 g；阴虚加生地黄、玄参各15 g，同煎服。

10. 肿瘤：①半枝莲、紫参（唇形科华鼠尾草）各30 g。水煎当茶频喝。②半枝莲2份，山豆根（豆科或蝶形花科）、山慈菇（马兜铃科）、露蜂房各1份。共研细粉，水泛为丸如绿豆大，每次服15丸，每日2次，饭后服。

▶**附注**　半枝莲全草含5,7,4′-三羟基-8-甲氧基黄酮、黄芩素、鼠李糖、阿拉伯糖、木糖、甘露糖、半乳糖、葡萄糖、生物碱、黄酮苷、酚类、甾体、鞣质、氨基酸、有机酸等。

药理研究证实，半枝莲有利尿和降压作用，对金黄色葡萄球菌、福氏痢疾杆菌、伤寒杆菌、大肠杆菌、绿脓杆菌、变形杆菌、白色葡萄球菌、卡他球菌、肠炎杆菌等均有抑菌作用。

玉 米 芯（玉米轴、包谷芯）

▶**来源**　禾本科植物玉蜀黍 *Zea mays* L. 的穗轴。此外，种子（玉米）也入药。

▶**形态**　一年生直立草本，高1.5～4 m。秆粗壮，圆柱形，节环状，基部各节生支柱根。单叶互生；叶片扁平，条状披针形，长大，先端尖，基部鞘状，边缘呈波状，中脉粗壮；雄花序顶生，由多数总状花序形成大圆锥花序；雄小穗孪生，长达1 cm，含2小花；花药橙黄色；雌花序单个生于叶腋，由8～18（或30）行雌花排列在粗壮呈海绵质的穗轴周围形成棒状，外有多数叶状总苞片包裹；花柱细长而下垂，由总苞顶端伸出（称玉米须），长达30 cm，淡黄色，质柔软。成熟果实黄色或红色。种子多数。花、果期6～9月。

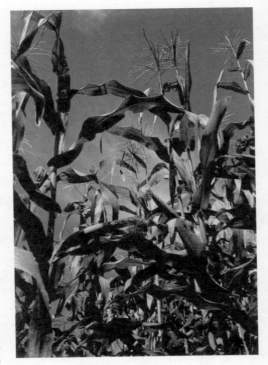

▶**生境分布** 栽培植物。我国各地有栽培；世界各地也有栽培。

▶**采收加工** 夏、秋季采，剥取玉米，收集穗轴，分别晒干。用时洗净，玉米碾碎，穗轴切碎。

▶**性味功效** 玉米芯：甘，平。健脾利湿，抗癌。玉米：甘，平。调中开胃，益肺宁心。

▶**用量** 玉米芯：15～30 g。玉米：30～100 g。

▶**验方** 1.膀胱癌：玉米芯、薏苡根、大蓟根、白英（茄科）各30 g，蛇莓（蔷薇科）15 g。水煎服。适用于有尿潴留者。

2.胃癌，胰腺癌：玉米60 g。水煎成赤液，内服，每次服1剂，每日服4～5次。

▶**附注** 玉米芯（玉米穗轴）和种子含玉米素（zeatin），玉米穗多糖，水解可得木糖、阿拉伯糖和半乳糖。

药理研究证实，玉米穗多糖有抗癌和预防糖尿病作用。

田 螺

▶**来源** 田螺科动物中国圆田螺 *Cipangopaludina chinensis*（Gray）的新鲜全体。

▶**形态** 壳大而薄，圆锥形。壳表面黄褐色或深褐色，除生长线外，很光滑。壳口近圆形，周围有黑色框边。壳盖（俗称厣）角质，为1黄褐色的近圆形薄片，有环纹。螺旋形的壳层6～7层，顶端尖。头顶两侧有1对触角，雌性的触角左右相等，雄性的触角左长右短。眼在触角基部的外侧。腹脚发达。爬行时，壳盖开启，附着在脚的后上方，头和脚部伸出壳口，身体靠脚部负壳爬行，如遇刺激，头和脚立即缩回壳内，以壳盖封闭壳口。

▶**生境分布** 生活在水田、小河沟、湖泊、池塘，常栖在腐殖质

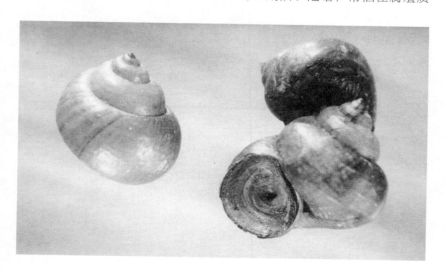

较多的水底或泥土中，阴雨天和早上太阳出来前及晚间出来活动。我国水田地区均有分布；越南等地也有分布。

▶**采收加工** 夏、秋季捕捉，放入有清水的盆、缸或桶中养活，鲜用。用时洗净。

▶**性味功效** 甘、咸、寒。清热，止渴，利水通淋。

▶**用量** 2~3只。

▶**验方** 1. 肠癌：鲜活大田螺5只。在炭火上烧至壳白肉干，研细粉，1次服完，热米酒送服，每日服1~2次；同时取白花蛇舌草（茜草科）、白茅根、红糖各30 g，水煎代茶饮。

2. 脑癌：鲜活田螺、白矾各适量。将田螺的壳盖除去，加入白矾共捣如泥，外敷患处，每日1~2次；同时取魔芋（天南星科）30 g，先加水煎2小时，再加入苍耳草、蒲黄根各30 g同煎，滤取清汁内服。

3. 癌肿有腹水：鲜活田螺1只，生盐少许。共捣如泥，敷于肚脐下1寸3分（约为4.33 cm，阴交穴附近）；同时取白英（茄科）、龙葵（茄科）、连钱草（唇形科）各30 g，半边莲（桔梗科或半边莲科）15 g，水煎服。

▶**附注** 田螺含蛋白质、脂肪、糖类、灰分、还含钙、磷、铁、硫胺素、维生素A、核黄素、尼克酸。

四 叶 参（奶参、山海螺）

▶**来源** 桔梗科植物羊乳 *Codonopsis lanceolata* （Sieb. et Zucc.）Trautv. 的根。

▶**形态** 多年生缠绕草本。根肉质肥大呈纺锤形，长10~20 cm，直径1~6 cm。新鲜根、茎、叶折断有白色乳状汁液。茎圆柱形，无毛。单叶，在主茎上的叶互生，叶片披针形或菱状狭卵形，长0.8~1.4 cm，宽0.3~0.7 cm；在小枝顶端的叶通常2~4片对生或轮生，叶片菱状卵形、狭卵形或椭圆形，长3~10 cm，宽1.3~4.5 cm，边缘全缘或

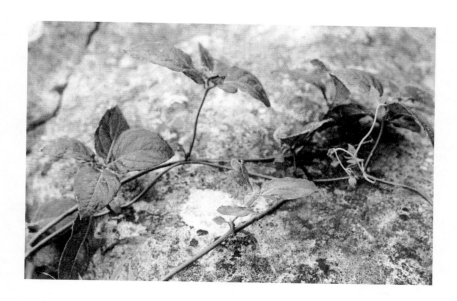

有波状齿，无毛，下面灰绿色。花黄绿色或乳白色，内有紫褐色斑点，单朵生于枝顶或叶腋；花梗长1～9 cm；萼筒半球形，顶端5裂，裂片长约3 cm，宽约1 cm；花冠钟形，长2～4 cm，直径2～3.5 cm，5浅裂，裂片长约1 cm；雄蕊5枚。果实扁球形，直径2～2.5 cm，内有多数种子。种子有膜质翅。花期7～8月，果期9～11月。

▶**生境分布**　生于山地阴湿处，沟谷边，荒野灌丛中，竹木林下。分布于我国辽宁、吉林、黑龙江、内蒙古、山西、河北、江苏、山东、河南、浙江、江西、安徽、福建、台湾、湖北、湖南、广东、广西、海南、四川、贵州、云南等省（区）；俄罗斯远东地区、朝鲜、日本等地也有分布。

▶**采收加工**　秋季采收，洗净，粗大的趁鲜纵切，晒干。用时洗净，切碎。

▶**性味功效**　甘，温。补血通乳，消肿排脓，解毒。

▶**用量**　15～30 g。

▶**验方**　1. 肺癌：四叶参、蛇莓（蔷薇科）、鱼腥草（三白草

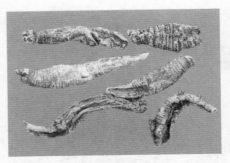

科）、杏香兔耳风（菊科）各15 g，白英（茄科）30 g。水煎服。

2．子宫颈癌：四叶参、车前草、马齿苋、檵木花（金缕梅科）、南沙参、白芍各10 g，黄毛耳草（茜草科）、香茶菜（唇形科）各30 g，柳叶（清明前后采）、龙葵（茄科）各15 g，甘草5 g。水煎服。用于放射治疗有直肠反应者，加黄芩、制大黄各10 g（或白花蛇舌草、大血藤各30 g），同煎服。

▶附注　四叶参含皂苷、糖类、淀粉、维生素B_1、维生素B_2、蛋白质等。

药理研究证实，四叶参有止咳作用，能增加红血球，减少白血球，降低血压，大量给药能使血糖显著增高，并能增加活动能力。本品水提液对老年动物有明显的益智作用及抗氧化作用，可延缓动物的衰老过程。本品水煎液对肺炎球菌、甲型链球菌、流感杆菌均有抑菌作用。

四 叶 葎（四角金、四叶草）

▶来源　茜草科植物四叶葎 *Galium bungei* Steud. 的全草。

▶形态　多年生近直立草本。根丝状，橙红色。茎四方形，无毛或节上有毛。单叶，4片轮生；叶片卵状长椭圆形或条状披针形，长1～2.5 cm，宽3～7 mm，先端尖，边缘有刺状硬毛，两面中脉有刺状硬毛；托叶变成叶状。花黄绿色，细小，由10多朵组成腋生或顶生的聚伞花序；花萼筒状，4裂；花冠无毛，4裂；雄蕊4枚；子房2室，每室有1颗胚珠。果实近球形，通常双生，直径1～2 mm，有鳞片状短毛。

花、果期5～7月。

▶**生境分布** 生于山坡草丛、溪边、路边、田边等阴湿处。分布于我国河北、山西、内蒙古、河南、山东、江苏、浙江、江西、安徽、福建、台湾、湖北、湖南、广东、广西、海南、四川、贵州、云南等省（区）；蒙古、日本、朝鲜等地也有分布。

▶**采收加工** 夏季采收，除净杂质，晒干或鲜用。用时洗净，切段。

▶**性味功效** 甘，平。清热利尿，解毒消肿，抗癌。

▶**用量** 15～30 g（鲜品60～100 g）。

▶**验方** 1. 乳癌：鲜四叶葎250 g。捣烂取汁服；或四叶葎100 g，水煎服。另取鲜四叶葎适量，捣汁调猪油敷癌症溃烂处。

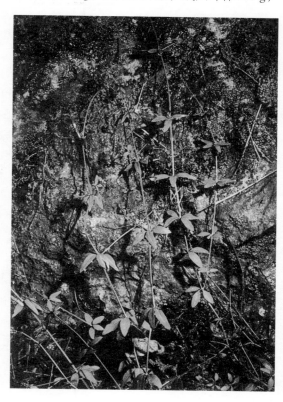

2．子宫颈癌、乳腺癌、下颌腺癌、甲状腺肿瘤：四叶葎60 g。水煎，加红糖适量调服，每日分3～6次服，可长期服；或鲜四叶葎250 g，捣烂取汁加红糖适量调服。

3．子宫颈癌：四叶葎、狗肝菜（爵床科）、地捻（野牡丹科）各30 g，了哥王（瑞香科）15 g，紫草根（紫草科）20 g。水煎服。

4. 肝癌，胃癌，淋巴瘤，白血病：鲜四叶葎100 g，鲜白花蛇舌草250 g，鲜龙葵（茄科）150 g，水煎服。

5. 骨癌：四叶葎、枸骨根（冬青科）、苍耳草（菊科）、龙葵、白英（茄科）各30 g，蛇莓（蔷薇科）、土茯苓各15 g。水煎服。痛加延胡索15 g，同煎服。

6. 白血病：四叶葎60 g，银花藤、龙葵、半枝莲（唇形科）、丹参、枸杞根各30 g，黄精、马蹄金（旋花科）各15 g。水煎服。

仙 鹤 草

▶**来源**　蔷薇科植物龙芽草 *Agrimonia pilosa* Ledeb. 的地上部分。

▶**形态**　多年生直立草本，高30～100 cm。根茎棕褐色，基部常有数个地下芽。茎上部有短柔毛和长柔毛。单数羽状复叶互生，通常有小叶3～4对，小叶间杂有小型裂片，与小叶成大小相间排列；小叶片倒卵形或倒卵状披针形，长1.5～5 cm，宽1～2.5 m，边缘有锯齿，两面均有毛，下面有黄色腺点；托叶镰刀形，边缘有锯齿。花黄色，直径6～9 mm；总状花序生于枝顶或上部叶腋；萼片5片；花瓣5片，长圆形；雄蕊5～15枚。果实倒卵状圆锥形，有柔毛，并密生钩状刺毛，连钩刺长约8 mm，最宽处直径约4 mm。花、果期夏、秋季。

▶**生境分布**　生于路边、草地、沟边、灌丛、山坡、林边、疏林下。分布于我国各地；越南、朝鲜、日本、蒙古、俄罗斯及欧洲中部也有分布。

▶**采收加工**　夏、秋季采收，除去杂质，晒干。用时洗净，切短段。

▶**性味功效**　苦、涩，平。收敛止血，止痢，抑癌，抗癌。

▶**用量**　6～15 g。

▶**验方**　1. 胃癌，食道癌：仙鹤草、白花蛇舌草（茜草科）、白茅根各30 g，八角莲（小檗科）10 g。水煎服。

2. 直肠癌，大便不畅：仙鹤草30 g，白花蛇舌草、白茅根各

120 g，红糖60 g。水煎服。

▶**附注**　仙鹤草地上部分含（2*S*，3*S*）–（–）–花旗松素–3–葡萄糖苷、（2*R*,3*R*）–（+）–花旗松素–3–葡萄糖苷、金丝桃苷、木犀草素–7–葡萄糖苷、芹菜素–T–葡萄糖苷、鞣花酸、咖啡酸、没食子酸、槲皮素。全草含仙鹤草素、仙鹤草内酯、木犀草黄素–7–β–D–葡萄糖苷、芹菜素–7–β–D–葡萄糖苷、鞣质、挥发油、仙鹤草酚A、仙鹤草酚B、仙鹤草酚C、仙鹤草酚D、仙鹤草酚E、有机酸、维生素C、维生素K_1等。

药理研究证实，仙鹤草有抗癌作用；仙鹤草提取物对小鼠S_{180}肉瘤、艾氏实体瘤有抑制作用；以人体细胞株为供试体，仙鹤草提取物对肠腺癌细胞株和肝癌细胞株有抑制作用；仙鹤草的乙醚提取物显示出70%以上的抑制癌细胞活性。煎剂对福氏痢疾杆菌和志贺氏痢疾杆菌、金黄色葡萄球菌、绿脓杆菌、伤寒杆菌、大肠杆菌、人型结核杆菌有抑菌作用。仙鹤草酚A、B、C、D、E有抗疟作用。

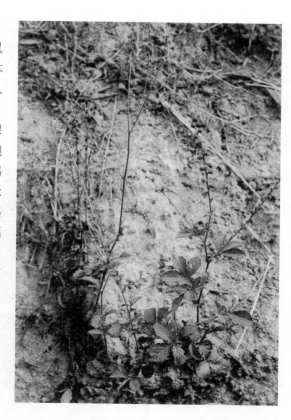

白　英（白毛藤）

▶**来源**　茄科植物白英 *Solanum lyratum* Thunb. 的全草。

▶**形态**　多年生蔓生草本，长达1 m。茎及嫩枝均密生长柔毛。单叶互生；叶片卵形，长3～8 cm，宽2～4 cm，先端尖，基部近心形，边缘全缘或多数叶片基部3～5裂，裂片边缘全缘，两面均有长柔毛。花白色或紫蓝色，直径约1 cm；聚伞花序顶生或腋外生，有长柔毛；花萼5裂；花冠5深裂；雄蕊5枚。浆果球形，成熟时红黑色或红色，直径约8 mm。种子多数，盘状扁平，淡黄色。花、果期7～11月。

▶**生境分布**　生于阴湿山坡或平地灌丛中及草地、路边、田边、林边、山谷草地。分布于我国陕西、甘肃、山西、河南、山东、江苏、浙江、江西、安徽、福建、台湾、湖北、湖南、广东、广西、海南、四川、贵州、云南等省（区）；中南半岛及朝鲜、日本等地也有

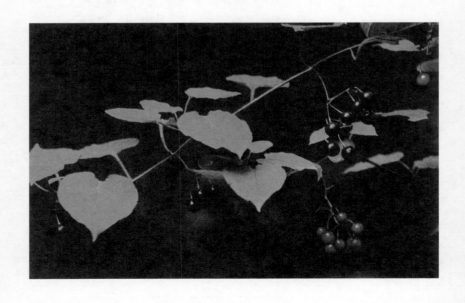

分布。

▶**采收加工** 夏、秋季采收，除去杂质，晒干。用时洗净，切短段。

▶**性味功效** 甘、苦，微寒；有小毒。清热利湿，解毒消肿，抗癌。

▶**用量** 10～15 g。

▶**禁忌** 体虚无湿热者忌用。

▶**验方** 1. 喉癌：①白英、龙葵（茄科）、灯笼草（茄科）、野荞麦根（蓼科）各30 g，蛇莓（蔷薇科）25 g，玄参、七叶一枝花各10 g。水煎服。喉部溃烂加蒲公英、半枝莲（唇形科）各30 g，同煎服。②白英、龙葵各50 g，野荞麦根、七叶一枝花各30 g，蛇莓、灯笼草各15 g。水煎服。喉痛加山豆根、板蓝根（或南板蓝根）各9 g；喉部溃烂加蒲公英、紫花地丁各15 g；口干加玄参、生地黄、天花粉各15 g；咳血加白茅根30 g，赤芍15 g；咳嗽加浙贝母、杏仁各10 g，同煎服。

2. 肺癌：①白英、半枝莲各30 g。水煎服。②白英、龙葵各30 g，四叶参、鱼腥草（后下）、蛇莓各15 g。水煎服。

3. 卵巢肿瘤：白英、龙葵、马鞭草（马鞭草科）各30 g，蛇莓15 g。水煎服。

4. 阴茎癌：白英、半枝莲、银花藤、萆草各30 g，土茯苓、蛇莓各25 g，七叶一枝花10 g。水煎服。

5. 子宫癌：白英、野荞麦根各30 g，大蓟根、黄毛耳草各15 g。水煎服。

6. 骨肉瘤：白英、银花藤、桑寄生、石见穿（唇形科华鼠尾草）各30 g，当归、赤芍、牛膝各15 g，全蝎6 g。水煎服。

7. 肝癌：白英、白花蛇舌草、丹参、败酱草（败酱科）、大血藤（木通科或大血藤科）、薏苡仁、生牡蛎、七叶一枝花各30 g，夏枯草、皂角刺、海藻各15 g，炮穿山甲12 g，地鳖虫10 g，当归6 g。水煎服。

▶**附注** 白英的茎及果实含龙葵碱（solanine）。全草含生物碱。

药理研究证实，白英对人体肺癌有抗癌作用。对金黄色葡萄球菌、伤寒杆菌、宋氏痢疾杆菌、大肠杆菌、绿脓杆菌均有抑菌作用。

白 头 翁（白头公）

▶**来源** 毛茛科植物白头翁 *Pulsatilla chinensis*（Bge.）Regel 的根及根状茎。

▶**形态** 多年生草本，高10～30 cm，全株有白色长柔毛。主根粗大稍扭曲，圆锥形，表面黄褐色，粗糙，有纵纹；根状茎粗0.8～1.5 cm。基生叶丛生，花期时较小，结果后增大，三出复叶，小叶再分裂，侧生全裂片2深裂，中间全裂片3深裂，末回裂片卵形，先端有1～3个不规则浅裂，上面疏生白色柔毛，下面密生白色长柔毛；叶柄长，基部较宽或呈鞘状。花紫色或蓝紫色，直径3～4 cm，单朵顶生，

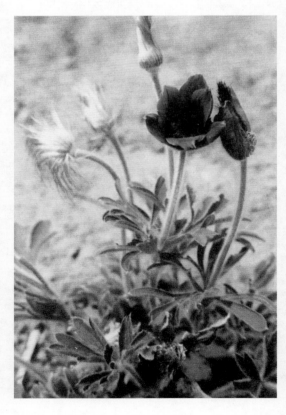

先叶开放；总苞由3枚小苞叶组成，苞叶通常3深裂，基部合生抱茎；花被片5~6片，卵状长圆形，长约3 cm，宽约1.5 cm，外面有白色柔毛；雄蕊多数，花药黄色，花丝白色，最外面的雄蕊变为退化雄蕊；雌蕊多数，花柱丝状，密生白色长毛，瘦果多数集成聚合果，直径9~12 cm；瘦果有长柔毛，宿存花柱长3.5~6.5 cm，长羽毛状，银白色，似老头白发，故名白头翁。花期4~5月，果期5~6月。

▶**生境分布**　生于阳光充足的平原、山坡、荒坡及草丛中、田野间、村边或干旱多石的坡地。分布于我国陕西、甘肃、宁夏、山西、河北、内蒙古、吉林、辽宁、黑龙江、山东、河南、江苏、安徽等省（区）；俄罗斯远东地区、朝鲜等地也有分布。

▶**采收加工**　春季开花前或秋季采，除去地上部分，保留根头部白色柔毛，去净泥土，晒干。用时洗净，切碎。

▶**性味功效**　苦，寒。清热解毒，凉血，抑癌。

▶**用量**　10~15 g。

▶**禁忌**　虚寒泻痢者忌服。

▶**验方**　1. 胃癌：白头翁15 g，薏苡仁、半枝莲（唇形科）各30 g，白花蛇舌草（茜草科）60 g。水煎服。

2. 子宫颈癌配合放射治疗引起直肠炎者：白头翁30 g，白芍、焦山楂、焦六曲、土茯苓、赤石脂、白石脂各10 g，炒荆芥6 g。水煎服；气虚加党参、黄芪各10 g，疼痛加木香10 g；热症加黄芩、黄柏各10 g，出血加仙鹤草、茜草各30 g，侧柏炭、地榆炭、槐花、赤芍各12 g，同煎服。

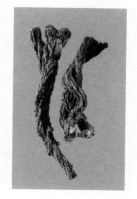

▶**附注**　白头翁根及根茎含白头翁皂苷A_3、白头翁皂苷B、白头翁皂苷B_4、胡萝卜苷、白头翁素、3-O-a-L-吡喃鼠李糖-（1→2）-a-L-吡喃阿拉伯糖-3β,23-二羟基$\Delta^{20(29)}$-羽扇豆烯-28-酸、喔奇那灵、葡萄糖等。

药理研究证实，白头翁醇提物口服毒性小，

有较高抑瘤和提高免疫功能的作用。从白头翁根水提取液中分离的白头翁糖蛋白（PCGA）对小鼠腹腔巨噬细胞有免疫增强作用。白头翁水煎剂能抑制阿米巴原虫和流感病毒的生长，能杀灭阴道滴虫，对枯草杆菌、金黄色葡萄球菌、绿脓杆菌、皮肤真菌、大肠杆菌有抑菌作用。白头翁素有镇痛、抗痉挛、镇静的作用。

白花蛇舌草

▶ **来源**　茜草科植物白花蛇舌草 *Hedyotis diffusa* Willd. 的全草。

▶ **形态**　一年生披散草本。茎纤细，圆柱形，无毛，分枝多，基部卧地，上部斜升，通常高10～20 cm。单叶对生，无柄；叶片条形，长1～3 cm，宽1～3 mm，边缘全缘，两面均无毛，仅有1条中脉；托叶长1～2 mm，基部合生，顶端芒尖。花小，白色，单朵或2朵生于叶腋，花梗长2～5 mm，少数长达10 mm，无毛；花冠筒状，无毛，

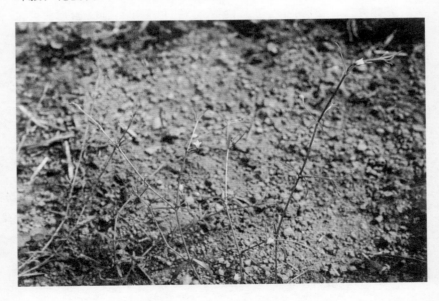

长约3 mm，顶部4裂，裂片长2 mm；雄蕊4枚。蒴果扁球形，直径2～3 mm，无毛，顶部有宿存的萼裂片。种子细小，淡棕黄色。花、果期7～10月。

▶**生境分布**　生于水田田埂、湿润的空旷地、路边及草地的潮湿处、园边、水沟边。分布于我国江苏、浙江、江西、安徽、福建、台湾、湖北、湖南、广东、广西、海南、四川、贵州、云南等省（区）；亚洲热带其他地区也有分布。

▶**采收加工**　夏、秋季采收，除净杂质，晒干。用时洗净，切碎。

▶**性味功效**　苦、甘、寒。清热利尿，凉血解毒，抗菌消炎，抗肿瘤。

▶**用量**　15～30 g。

▶**验方**　1. 子宫颈癌、阴道癌：白花蛇舌草60 g。水煎服。

2. 食道癌：①白花蛇舌草、半枝莲、白茅根、苏铁叶（苏铁科）各30 g。水煎去渣，加红糖60 g，制成糖浆分3次服。②白花蛇舌草60 g，牛肝30 g，三七10 g（研粉，另包，分3次冲服）。水煎分3次服。③白花蛇舌草100 g，薏苡仁30 g，龙葵（茄科）、黄药子（薯蓣科）各10 g，乌梅6 g，三七粉2 g（另包，冲服）。水煎服。④白花蛇舌草、棉花根（锦葵科）、半枝莲、白茅根、苏铁叶各30 g。水煎服。

3. 鼻咽癌：①白花蛇舌草120 g。水煎，当茶饮；或加瘦肉、蜂蜜（蜜糖）各适量，同煮服。②白花蛇舌草60 g，半枝莲30 g。水煎，当茶饮。

4. 直肠癌：①白花蛇舌草60 g，白茅根30 g。水煎，红糖30 g冲服；或白花蛇舌草、白茅根各120 g，水煎服。②白花蛇舌草60 g，半枝莲、龙葵、银花藤各30 g。水煎服。③白花蛇舌草、银花藤、龙葵、大血藤（大血藤科）各30 g，半枝莲、紫花地丁（堇菜科）各15 g。水煎服。

5. 子宫颈癌：①白花蛇舌草60 g，黄柏、贯众各30 g，山豆根9 g。水煎服。②白花蛇舌草、半枝莲、白茅根、冰糖（另包，冲服）各30 g。水煎，冲冰糖服。

6. 胃癌：①白花蛇舌草60 g，半枝莲30 g。水煎，频频饮服。②鲜白花蛇舌草100 g，鲜白茅根60 g，薏苡仁30 g。水煎服，白糖为引。③白花蛇舌草、白茅根各30 g，八角莲10 g。水煎服。④白花蛇舌草120 g，白茅根60 g。水煎服，冰糖为引。

7. 肝癌：①鲜白花蛇舌草250 g，鲜龙葵150 g，鲜猪殃殃（茜草科）60 g。水煎服。也适用于胃癌、淋巴瘤、白血病。②白花蛇舌草250 g，蒲公英（菊科）、板蓝根（十字花科）、蜈蚣、全蝎、地龙、蜂房、蛇蜕各30 g。共研细粉为蜜丸，每丸重6 g，早、晚各服1丸，开水送服。也适用于胃癌、肺癌、食道癌。

8. 肛门癌：白花蛇舌草、猪殃殃各60 g，半枝莲、银花藤各30 g，蛇莓25 g。水煎服。

9. 膀胱癌：白花蛇舌草、土茯苓、白英、金钱草（或广金钱草）、薏苡根（禾本科）各30 g，蛇莓15 g。水煎服。小便刺痛加萹蓄、木通、瞿麦、甘草梢各10 g；小便不利加车前草30 g，泽泻15 g；血尿加生地黄、大蓟（炒炭）各15 g；同煎服。

10. 早期肺癌、肝癌、直肠癌：白花蛇舌草、半枝莲各60 g。水煎服。

▶**附注**　白花蛇舌草全草含车叶草苷，鸡屎藤次苷甲酯，京尼平苷酸，车叶草苷酸，去乙酰基京尼平苷酸，6-*O*-对香豆酰鸡屎藤甲酸，6-*O*-对甲基桂皮酰鸡屎藤苷甲酯，6-*O*-阿魏酰鸡屎藤苷甲酯，2-甲基-3-羟基蒽醌，2-甲基-3-羟基-4-甲氧基蒽醌，oldenlandoside Ⅰ、Ⅱ，熊果酸，齐墩果酸，4,4-二羟基-α-古柯间二酸，葡萄糖，半乳糖，木糖，阿拉伯糖，三十一烷，豆甾醇，乌苏酸，土当归酸，β-固甾醇，固甾醇-D-葡萄糖苷，对位香豆酸。

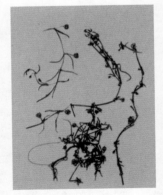

药理研究证实，白花蛇舌草全草有抗癌作用以及肿瘤放疗后的保

护作用和抗菌消炎作用。以人体癌细胞株为供试体，白花蛇舌草提取物对肠腺癌细胞株和肝癌细胞株均有抑制作用。

瓜 蒌

▶**来源** 葫芦科植物双边栝楼 *Trichosanthes rosthornii* Harms 的成熟果实。此外，根（天花粉）也入药。

▶**形态** 多年生攀缘藤本。块根条状肥厚，淡灰黄色，有横向瘤状突起。茎有疏生短柔毛，有时有鳞片状斑点。单叶互生；叶片阔卵形或近圆形，长8～12 cm，宽7～11 cm，3～7深裂，通常5深裂，几达基部，裂片披针形或倒披针形，边缘有时有1～2粗齿，上面有硬毛，下面无毛，有颗粒状突起；卷须侧生于叶柄基部，2～3歧。花白色；雌雄异株；雄花单生或为总状花序；苞片小，长5～16 mm，宽5～11 mm；花萼5裂，裂片线形，边缘全缘，有毛；花冠5裂，裂片倒卵形，长约1.5 cm，宽约1 cm，有毛，顶端有丝状流苏；雄蕊3枚，1枚1室，另2枚2室，药室对折，花丝有毛。雌花单生，花梗长5～8 cm，有毛；花萼筒形，长约2 cm，有毛。果实球形或椭圆形，长8～11 cm，直径7～10 cm，光滑无毛，成熟时橙黄色。种子扁平，卵状椭圆形，长15～18 mm，宽8～9 mm，距边缘较远有1圈明显棱线。花、果期6～10月。

▶**生境分布** 生于山坡灌丛中、林边疏林中。分布于陕西、甘肃、江西、湖北、湖南、广西、四川、贵州、云南等省（区）。

▶**采收加工** 果实于秋季成熟时采，采时应带果柄，便于悬挂阴干，并注意不要碰破果皮，以免果液流出。根于秋、冬季采，洗净，切片晒干，或除去外皮，纵剖成2片或切成长约10 cm段，晒干。用时洗净，果实打碎，根切碎。

▶**性味功效** 瓜蒌：甘、微苦，寒。清热化痰，润肺，散结，抗癌，抑癌。根（天花粉）：甘、微苦，微寒。清热生津，消肿排脓，

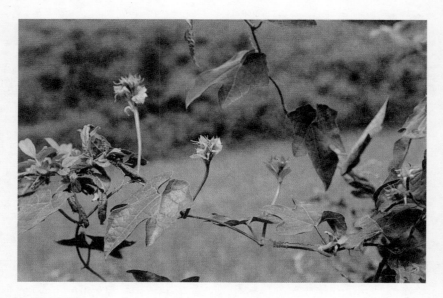

抗癌，抑癌。

▶**用量** 瓜蒌：6～25 g。天花粉（根）：10～15 g。

▶**禁忌** 瓜蒌、天花粉均不宜与乌头类药材同用。

▶**验方** 1. 肠癌，胰腺癌：瓜蒌（去壳）30 g（焙），神曲15 g（炒）。共研细粉，每次服6 g，每日服3次，葱白煎汤送服。

2. 食道癌：瓜蒌、石见穿（唇形科华鼠尾草，也称紫参）、急性子（凤仙花科）各30 g，威灵仙、清半夏、丝瓜络、茯苓各10 g，败酱草（败酱科）15 g，陈皮6 g，大枣5枚。水煎服。

3. 肺癌：瓜蒌、败酱草各15 g，银花藤、黄芪各30 g，黄芩、葶苈子各10 g，甜杏仁、陈皮各6 g，大枣5枚。水煎服。

4. 鼻咽癌：天花粉（瓜蒌根）、半枝莲（唇形科）各30 g，白花蛇舌草（茜草科）60 g。水煎当茶饮。

5. 乳腺癌：瓜蒌60 g，当归30 g，黄芪、金银花各15 g，蒲公英、天花粉、紫花地丁、官桂（樟科）（另包，冲服）各10 g，穿山甲（炒成珠）、甘草各6 g。水煎分3次服，饭前2小时服。

6. 消化系统癌肿：瓜蒌、丹参、贝母、夏枯草、昆布、海藻、蜈蚣、蜂房各1 kg，糖浆适量。作成糖浆剂，每次服60 ml，每日服3次。

7. 子宫颈癌，绒毛膜上皮癌：天花粉针剂10 mg、加入500 ml生理盐水中作静脉滴注、约4～6小时滴完、3～5次为1个疗程、2次注射间隔5～7日。滴注前先用0.1 μg（微克）作皮内试验，阴性者可滴注。

▶**附注** 瓜蒌（双边栝楼）果皮含瓜蒌酯碱、棕榈酸、木蜡酸、蜡酸、蒙坦尼酸、蜂蜜酸、L-（-）-α-棕榈酸甘油酯、$\triangle^7$-豆甾烯醇、$\triangle^7$豆甾烯酮-3，$\triangle^7$-豆甾烯醇-3-β-D-吡喃葡萄糖苷。根含蛋白质、皂苷、糖类等。果皮的挥发性有机酸含棕榈酸、亚油酸、月桂酸、肉豆蔻酸等15种长链脂肪酸。

药理研究证实，双边瓜蒌和双边瓜蒌根均有抑癌、抗癌作用。果实（瓜蒌）剖开，有治疗冠心病的活性。

全　蝎（蝎子、钳蝎、全虫）

▶**来源** 钳蝎科动物东亚钳蝎 *Buthus martensi* Karsch 的全体。

▶**形态** 体长约6 cm，分头胸部、腹部及尾节3部分。头胸部较短，由7节组合而成，分节不明显，背面覆有头胸甲，前端两侧各有1团单眼，头胸甲背部中央处，另有1对，如复眼。头部有附肢两对，1对为细小的螯肢供助食用，1对为强大的脚须呈钳状。胸部有脚4对，末端有钩爪2枚。腹部较长，由13环节组成，前7节较宽阔，称前腹部；后6节细长，称后腹部，最后1节的末端有1个锐利的呈钩状的毒刺（尾刺），刺内有毒腺。

▶**生境分布** 喜栖于墙缝和阳坡的石隙潮湿阴暗处或枯叶下，昼伏夜出。分布于长江以北各地，或人工养殖。

▶**采收加工** 春、秋季捕捉，捕得后，先浸入清水中，待其吐出泥土，然后捞出，放入沸水锅中，加入食盐（每500 g活全虫加盐60 g），煮沸后，捞出晾干。用时放入清水漂去盐质，晒干或微火焙

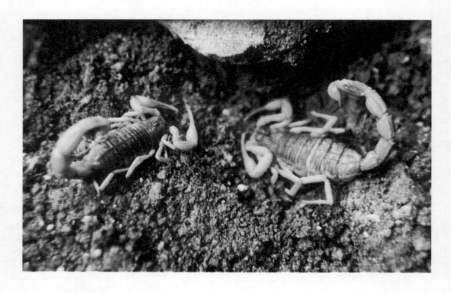

干，切碎或研粉。

▶**性味功效**　咸、辛，平；有毒。祛风，止痉，解毒，通络。

▶**用量**　2.5～5 g。

▶**禁忌**　血虚生风者忌服。

▶**验方**　1. 乳癌：全蝎6条，核桃（胡桃科胡桃）6个。研细粉，分6次服，每日服3次，用黄酒送服。

2. 食道癌：全蝎、蜈蚣、乌梅各30 g，冰片3 g，麝香0.6 g。共研细粉，每次服3 g，含服。

3. 鼻咽癌：全蝎10 g。研细粉，每次服1.5～3 g，每日服3次，开水送服。

4. 肝癌，胃癌，肺癌，食道癌：全蝎、蜈蚣、地龙、蛇蜕、蜂房、蒲公英、板蓝根各30 g，白花蛇舌草250 g。共研细粉为蜜丸，每丸重6 g，早、晚各服1丸。

5. 鼻腔肿瘤，副鼻窦肿瘤：全蝎、蜈蚣各等量。共研细粉，每次吞服3 g，每日3次。

6. 唾液腺癌：全蝎、蜂房、蛇蜕各等量。共研细粉，每次吞服3 g，每日3次。

▶**附注**　全蝎含蝎毒素（buthotoxin），为一种含碳、氢、氧、氮、硫等元素的毒性蛋白，还含三甲胺、甜菜碱、牛磺酸、卵磷脂、软脂酸、硬脂酸、胆甾醇、铵盐等。

药理研究证实，蝎毒是一种麻醉毒，有抗惊厥、镇静、降压作用，对心脏血管有兴奋作用，对呼吸中枢有抑制作用。

灯 笼 草

▶**来源**　茄科植物苦蘵 *Physalis angulata* L. 的全草。

▶**形态**　一年生草本，高30～50 cm。茎有疏短柔毛或近无毛。单叶互生；叶片卵形或卵状椭圆形，长3～6 cm，宽2～4 cm，顶端尖，基部阔楔形或楔形，不对称，边缘全缘或有不等大的锯齿，两面近无

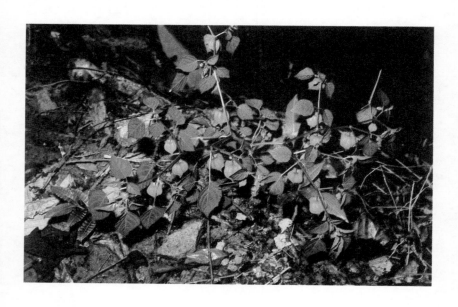

毛。花淡黄色，单朵生于叶腋；花萼钟状，5裂至中部，裂片边缘有毛，结果时增大呈囊状，完全包围果实；花冠钟状，5浅裂，喉部常有紫色斑纹，长4～6 mm，宽6～8 mm；雄蕊5枚，花药蓝紫色或有时黄色。浆果卵球形，直径约1.2 cm，包于膨胀的果萼内，果萼卵球形，淡绿色，似灯笼，直径约1.5～2.5 cm，薄纸质。种子多数，圆盘状。花、果期5～12月。

▶**生境分布**　生于山地林下、林边、路边、村边。分布于我国江苏、浙江、江西、安徽、福建、台湾、湖北、湖南、广东、广西、海南、四川、贵州、云南等省（区）；印度、日本、澳大利亚及美州等地也有分布。

▶**采收加工**　夏、秋季采收，除去杂质，晒干。用时洗净，切碎。

▶**性味功效**　苦，寒。清热解毒，行气止痛，消肿散结。

▶**用量**　15～30 g。

▶**禁忌**　孕妇忌服。

▶**验方**　喉癌：灯笼草、野荞麦根（蓼科）、蛇莓（蔷薇科）、七叶一枝花（百合科或延龄草科）各15 g，龙葵（茄科）、白英（茄科）各30 g。水煎服。溃疡加半枝莲（唇形科）、蒲公英（菊科）各30 g，同煎服。

▶**附注**　灯笼草茎叶含酸浆苦味素D、酸浆苦味素E、酸浆苦味素F、酸浆苦味素G、酸浆苦味素H、酸浆苦味素I、酸浆苦味素J、酸浆苦味素K。

苍 耳 草

▶**来源**　菊科植物苍耳 *Xanthium sibiricum* Patrin ex Widder. 的地上部分。

▶**形态**　一年生直立草本。根粗壮。茎有淡紫色条状斑点和糙伏毛。单叶互生；叶片卵状三角形或宽卵形，长4～9 cm，宽5～10 cm，顶端尖，基部截形或心形，边缘有不明显的3～5浅裂或有不规则的锯齿，两面均有糙伏毛。花小，淡黄色；头状花序近球形或椭圆形。无总梗，单个或数个聚生于枝顶或叶腋；总苞片短小；全为管状花；花冠管5齿裂；雄蕊5枚，花药连合。瘦果倒卵形，无冠毛，包于总苞内，成熟时总苞卵形或椭圆形，坚硬，长12～15 mm，宽4～7 mm，外面有钩状细刺，刺长1～1.5 mm，基部不增粗。花、果期7～10月。

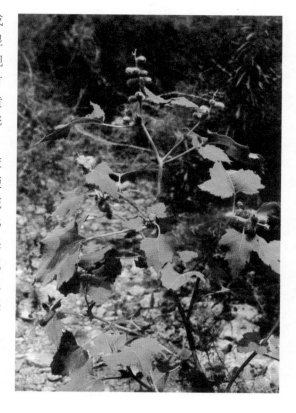

▶**生境分布** 生于荒野、山坡、路边、田边、空旷草地、村边。分布于我国各地；越南、老挝、印度、伊朗、朝鲜、日本、俄罗斯等地也有分布。

▶**采收加工** 夏、秋季采收，晒干。用时洗净，切碎。

▶**性味功效** 苦、辛，寒；有毒。祛风散热，解毒，抑菌。

▶**用量** 6～12 g。

▶**验方** 1. 脑癌：苍耳草、贯众（鳞毛蕨科）、魔芋（天南星科）各30 g，七叶一枝花、蒲黄根（香蒲科）各15 g。先用水煎魔芋2小时（魔芋毒性大，久煎可减少毒性），再加入余下4味药同煎，滤取清汁，内服。

2. 骨癌：苍耳草、白英（茄科）、龙葵（茄科）、枸骨根（冬青科）各30 g，蛇莓（蔷薇科）、猪殃殃（茜草科）、土茯苓各15 g。水煎服。

3. 甲状腺癌：苍耳草、魔芋、贯众各30 g，玄参、蒲黄根、海藻（马尾藻科）各15 g。水煎服。先用水煎魔芋2小时，再加入余下5味药同煎服。质硬，加生牡蛎60 g，同煎，滤取清汁，内服。

▶**附注** 苍耳草含苍耳苷、苍耳明、黄质宁、碘、水溶性苷、葡萄糖、果糖、氨基酸、酒石酸、琥珀酸、延胡索酸、苹果酸、硝酸钾、硫酸钙、二萜羧酸苍术苷、potassium carboxyatractylate等。苍耳草挥发油含 α－乙基－呋喃、β－侧柏烯、月桂烯、β－松油二环烯、D－柠檬烯、茨烯、β－石竹烯、β－广藿香烯。

药理研究证实，苍耳草茎叶对金黄色葡萄球菌、志贺氏痢疾杆菌有抑制作用。

两面针根

▶**来源** 芸香科植物两面针 *Zanthoxylum nitidum* （Roxb.） DC. 的根或根皮。

▶**形态** 蔓生状或攀缘状木质藤本。茎、枝、叶轴均无毛，有钩状锐刺。主根粗壮，外皮土黄色，内皮淡黄色，味苦而麻舌。老茎常有数条纵向翼状木栓层，嫩枝无毛。单数羽状复叶互生，通常有小叶3～11片，对生；小叶片阔卵形或长椭圆形，长3～12 cm，宽1.5～6 cm，先端钝而凹缺，凹缺处有油腺点，边缘有锯齿，齿缝处有油腺点，两面均无毛，中脉两面常有针状锐刺。花小，黄绿色；圆锥花序腋生；萼片4片；花瓣4片；雄蕊4～8枚。果实由1～3个成熟心皮组成，有油腺点，成熟时暗紫色或红褐色，每个心皮2瓣裂。种子球状，黑色。花期3～5月，果期9～10月。

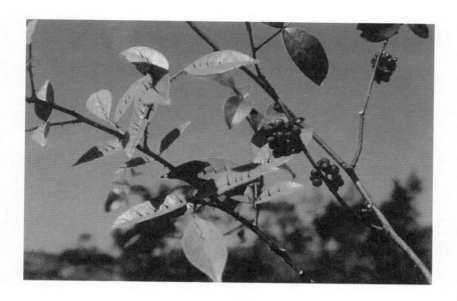

▶**生境分布**　多生于土山坡灌丛中、林边、疏林中、荒山草坡或沟谷有刺灌丛中。分布于我国福建、台湾、广东、广西、海南、贵州、云南等省（区）。

▶**采收加工**　秋、冬季采收，除去杂质，趁鲜切片，晒干。用时洗净，切碎。

▶**性味功效**　辛、苦，平；有小毒。行气止痛，活血散瘀，抗癌。

▶**用量**　5～10 g。

▶**禁忌**　忌与酸味食物同服。

▶**验方**　1. 卵巢癌：两面针根、广木香各10 g，白英（茄科）、南五味子根、石仙桃（兰科）各30 g，白花蛇舌草（茜草科）、半枝莲（唇形科）、龙葵（茄科）、紫草根、白茅根、陈皮各15 g，延胡索6 g。水煎服。

2. 胃癌：两面针根10 g，白花蛇舌草、半枝莲、薏苡仁各30 g，凤尾草、白茅根各50 g。水煎服。

▶**附注**　两面针的根含 isotembetarine、chelerythrine、oxynitidine、oxychelerythrine、6-ethoxy-5、6-dihydrochelerythrine、des-*N*-methylchelerythrine、bocconoline、decarine、oxyterihanine、α-allocryptopine、skimianine、arnottianamide、isoarnottianamide、integriamide、liriodenine、magnoflorine、氯化光花椒碱（nitidine chloride）、6-乙氧基白屈菜红碱、茵芋碱、6-甲氧基-5,6-二氢白屈菜红碱、7-去甲-6-甲氧基-5,6-二氢白屈菜红碱、橙皮苷、β-香树脂醇、左旋细辛脂素等。

药理研究证实，两面针所含的氯化光花椒碱有抗癌活性，6-甲氧基-5,6-二氢白屈菜红碱和氯化光花椒碱能延长艾氏腹水癌小鼠的生命，对慢性粒细胞性白血病有近期疗效。

牡　蛎（牡蛎壳）

▶**来源**　牡蛎科动物褶牡蛎 *Ostrea denselamellosa* Lischke 的贝壳。

▶**形态**　贝壳近三角形，壳长3～60 cm，贝壳2片，坚厚，左右两壳不等。右壳（即上壳）略扁平，表面有同心环状鳞片多层，鳞片层末端边缘常伸出许多舌状片或尖形棘；左壳顶部圆形，着面大，表面有粗壮的放射肋；壳的内面灰白色。

▶**生境分布**　褶牡蛎生活在海中，在潮间带中、上区的岩礁上最多，或人工养殖。分布于我国辽宁、河北、山东、江苏、浙江、福建、台湾、广东、广西、海南等省（区）的沿海；越南等地沿海也有分布。

▶**采收加工**　全年可采，取出肉（一种滋养品，味甘，性温，煮熟可食），将贝壳洗净，晒干。用时洗净，碾碎，即为生牡蛎。将贝壳放在炭火上煅至灰白色，取出放凉，碾碎，即为煅牡蛎。煅时贝壳常爆裂，要注意保护眼睛。

▶**性味功效**　咸、涩，微寒。滋阴潜阳，收敛固涩，软坚散结，抗癌，抑癌。

▶**用量**　10～30 g。宜先煎。

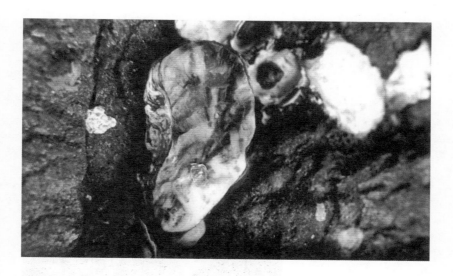

▶**禁忌**　体质虚寒者忌服。

▶**验方**　1. 胃癌：牡蛎、石决明、海浮石、海蛤粉（上4味先煎）、昆布、白花蛇舌草（茜草科）、紫菜各30 g。水煎服。

2. 乳癌：煅牡蛎60 g，橘核100 g，海浮石（漂去碱水）、蒲公英、龙葵（茄科）、白英（茄科）各30 g，七叶一枝花、蛇莓（蔷薇科）各15 g。共研细粉，用麦芽60 g煎水为丸，每丸重9 g，每次服1丸，每日服2次，用橘叶10 g，煎汤送服。

▶**附注**　牡蛎主要由矿物质组成，另含少量有机物。矿物质以钙元素为主，占38.8％，还含钠、钡、铬、铜、铁、镁、铝、锰、锌、锶等多种元素，还含少量蛋白质。

药理研究证实，牡蛎提取物有抑制肿瘤生长作用，有正向免疫调节功能。在排除了药物的细胞毒作用后（1∶100～200），牡蛎药液均有明显的强化γ射线杀灭癌细胞的效应，放射增敏率达34.5％～52.6％。牡蛎多糖具有降血脂、抗凝血、抗血栓、促进机体免疫功能和抗白细胞下降等作用。

补骨脂（破故纸、故子）

▶**来源**　豆科（或蝶形花科）植物补骨脂 *Psoralea corylifolia* L. 的成熟果实。

▶**形态**　一年生直立草本，高0.5～2 m。全株有白色柔毛和棕黑色腺点。茎有细纵棱。单叶互生；叶片宽卵形，长4～11 cm，宽3～8 cm，先端略尖，基部截形或微心形，边缘有锯齿，两面均有黑色腺点和疏柔毛或近无毛；叶柄短；托叶镰形，长约8 mm。花淡紫色或黄色，组成密集的总状或小头状花序生于叶腋；花萼5裂；花冠蝶形，长约6 mm；雄蕊10枚，花丝上部分离。荚果卵形，不开裂，内有种子1枚，长约5 mm，果皮黑色，与种皮粘贴。花期6～8月，果期7～10月。

▶**生境分布**　生于山坡、溪边、田边，多为栽培。甘肃、宁夏、山西、河北、河南、江西、安徽、广东、广西、贵州等省（区）有栽培，四川金沙江河谷

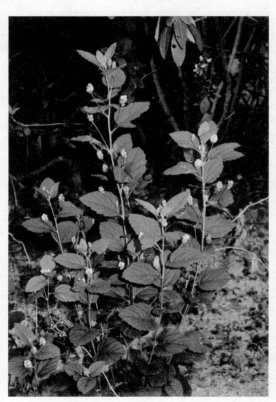

和云南西双版纳有野生。

▶**采收加工**　秋季采摘果枝，晒干，搓出果实，除净杂质。用时洗净。

▶**性味功效**　辛、苦，温。温肾助阳，纳气，止泻，固精缩尿，抗癌，抑癌。

▶**用量**　6～10 g。

▶**禁忌**　阴虚火盛，大便秘结者忌用。

▶**验方**　乳腺癌：①补骨脂、夏枯草、王不留行（或广王不留行）各10 g，蒲公英、瓜蒌仁（栝楼仁）各15 g。水煎服。②补骨脂15 g。水煎服；同时取八角莲（小檗科）适量，研细粉，用酒、醋调匀外敷患处。③补骨脂、广王不留行、鹿角尖各等量。研细粉，每次服10 g，黄砂糖拌和，陈米酒送服。④补骨脂15 g，白花蛇舌草（茜草科）100 g，薏苡仁30 g，全蝎10 g，甘草6 g。水煎服。

▶**附注**　补骨脂含补骨脂素、异补骨脂素、新补骨脂素、补骨脂定、补骨脂宁、补骨脂色烯素、补骨脂查耳酮、对羟基苯甲醛、补骨脂乙素、8-甲氧基补骨脂素、bakuchicin、异补骨脂定、双羟异补骨脂定、黄芪苷、补骨脂二氢黄酮甲醚、异补骨脂二氢黄酮、补骨脂异黄酮醛、补骨脂异黄酮醛甲基醚、补骨脂醇、异补骨脂查耳酮、异新补骨脂查耳酮、新补骨脂查耳酮、补骨脂酚、豆甾醇、β-谷甾醇-D-葡萄糖苷、三十烷、葡萄糖、棉子糖、对羟基苯甲酸，还含3个微量成分bavacoumestan A、bavacoumestan B和sophoracoumestan A。补骨脂挥发油鉴定27个化合物，主要成分为补骨脂酚，占27.53％。

药理研究证实，补骨脂对实验性肉瘤有抑制作用，对因化学疗法及放射疗法引起的白血球下降有使其升高作用，还具有激活酪氨酸酶、抑制超抗原的T细胞增殖、抑制白血病细胞株、抗癌活性、光敏效应、抗衰老、免疫增强、抗菌、止血、抗着床早孕等作用。外用能促使皮肤色素新生。

灵 芝（木灵芝、赤芝、菌灵芝）

▶**来源** 多孔菌科植物灵芝 *Ganoderma lucidum* （Leys. ex Franch.）Karst. 的子实体。

▶**形态** 子实体外形呈伞状，木栓质。菌盖半圆形或肾形，少有圆形，直径10～20 cm，厚0.5～2 cm，盖面黄褐色至红褐色，皮壳坚硬，光泽似漆，有环状棱纹和放射状皱纹，边缘较薄而截平，全缘或波状，通常稍内卷。菌肉近白色至淡棕色，管口圆形，每1 mm有孔4～6个。菌柄圆柱形，侧生，稀偏生，长7～19 cm，粗0.8～2 cm，红褐色或黄褐色、紫褐色，皮壳光泽如漆。孢子极细小，粉末状，卵形，黄褐色，中央有1大油滴。

▶**生境分布** 多生于砍下的木头上，或生于栎树、枫香树等阔叶树的土桩旁，也有人工栽培。分布于河北、山西、河南、山东、江苏、浙江、

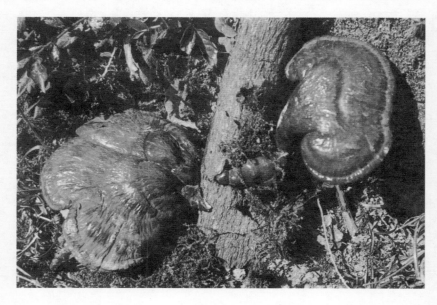

江西、福建、广东、广西、四川、贵州、云南等省（区）。

▶**采收加工** 夏、秋季采收，除去杂质及朽木，阴干。用时洗净，切碎或切成薄片。

▶**性味功效** 甘、淡，平。滋补强壮，健脾安神，止咳平喘，抗癌，抑癌，解蕈中毒。

▶**用量** 1.5～3 g（研粉吞服），6～12 g（水煎服）。

▶**验方** 1. 肺癌：灵芝10 g，穿破石（桑科）、铁包金（鼠李科老鼠耳）各30 g，紫草15 g。水煎服。

2. 食道癌：①灵芝15 g。水煎，饭前温服。②灵芝30 g，猪心、猪肺各100 g。水炖，1次顿服，每日服1～2剂。

▶**附注** 灵芝子实体含灵芝内酯，灵芝醇A，灵芝醇B，灵芝三醇，灵芝酸DM，灵芝酸A，灵芝酸C，灵芝酸B，lucidenic acid A、B、C，methyl ganoderate A、B、C、D、E、F，降血压三萜化合物。灵芝水溶性部分含廿四烷酸、硬脂酸、棕榈酸、麦角甾-7,22-二烯-3β-醇、廿二烷酸、廿四烷、卅一烷、麦角甾醇、β-谷甾醇。灵芝还含Co、Mo、Cr、Ni、Ge、Cd、Yb、Pb、Y、Be、Sc、Sr、Ca、B等14种微量元素，其中Ca含量最高。

药理研究证实，灵芝有抗癌、抑癌作用，还有降低胆固醇、提高机体免疫能力和防治糖尿病作用。

灵芝古时被视为瑞草、仙药，但在明代李时珍所著的《本草纲目》中并不同意这种看法，他说："芝乃腐朽余气所生，正如人生瘤赘，而古今皆以为瑞草，又云服食可仙，诚为迁谬。"在当时能有这种见解，实是难得。

青 黛

▶**来源** 爵床科植物马蓝 *Baphicacanthus cusia*（Nees）Bremek.的叶或茎叶加工得到的深蓝色粉末或团块。此外，叶及带叶嫩枝（马蓝叶）也入药。

▶**形态**　多年生直立草本，高50～100 cm，全株干后变黑色。根及根茎圆柱状，切面呈蓝色。茎节膨大，着地生根，嫩枝无毛。单叶对生；叶片椭圆形或倒卵形，长5～11 cm，宽3～4 cm，边缘有浅锯齿，两面均无毛或下面有时有短毛。花淡紫红色或淡紫色；穗状花序顶生或腋生，每节有2朵对生的花；苞片叶状，有柄；花萼5裂，裂片长约2 cm，其中1片较长

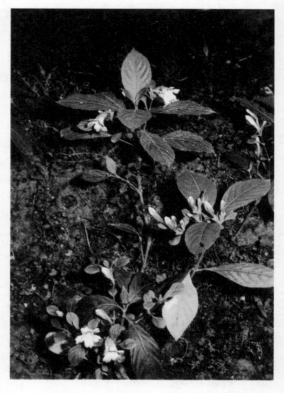

而为匙形；花冠长约5 cm，5裂，裂片近相等；雄蕊4枚，花丝无毛，基部有膜相连。蒴果棒状，长约2 cm，上端稍粗，内有种子4粒。种子扁平卵圆形，有微毛。花、果期6～12月。

▶**生境分布**　生于山沟阴湿处或村边，多为栽培。过去栽培作为沤制蓝色染料的原料。我国福建、浙江、江西、台湾、湖南、广东、广西、海南、四川、贵州、云南等省（区）有栽培；越南至印度等地也有栽培。

▶**采收加工**　青黛：夏、秋季采叶或茎叶，趁鲜放入缸中加清水浸过药面，浸2～3日至叶烂及茎脱皮时，取出药渣，立即加入适量生石灰粉，充分搅匀，至浸液由乌绿色转为深紫红色为度，静置，捞取

浮在上面的靛蓝（泡沫），晒干后即为中药青黛，呈深蓝色，质轻。马蓝叶：于夏、秋季采收，阴干。用时洗净，切碎。

▶**性味功效** 青黛：咸，寒。清热解毒，凉血，定惊，抗癌。马蓝叶：苦，寒。清热解毒，凉血，消肿，抗癌。

▶**用量** 青黛：1.5～3 g。马蓝叶：10～15 g。

▶**验方** 1. 胰腺癌：青黛、人工牛黄各12 g，野菊花，紫金锭（中药成药，由山慈姑、红大戟、千金子霜、五倍子、麝香、朱砂、雄黄组成，孕妇忌服）各6 g。共研细末，每次服3 g，每日服3次，开水冲服。

2. 鼻咽癌：青黛、射干、梅片、煅硼砂各0.6 g，雄黄、黄柏、乳香、没药、甘草、珍珠、牙硝、人中白、人工牛黄、儿茶各0.3 g，白花蛇舌草（茜草科）、半枝莲（唇形科）各30 g。研细末，混合调匀，用吸管沾上药粉，由鼻孔吹入；如有毒水，则由口吐出。

3. 肝癌，肺癌，胃癌，食道癌：马蓝叶、蒲公英、地龙、蜈蚣、全蝎、蜂房、蛇蜕各30 g，白花蛇舌草250 g。共研细粉为蜜丸，每丸重6 g，早、晚各服1丸，开水送服。

▶**附注** 马蓝的根、茎、叶含羽扇豆醇、白桦脂醇、羽扇酮、靛蓝、靛玉红（indirubin）、β-谷甾醇、4-（3H）-喹唑酮、2,4-（1H，3H）-喹唑二酮、色氨酮（tryptan thrine）、氨基酸、γ-谷甾醇、1,8-二羟基-3-甲基蒽醌、glucoside、indican。

药理研究证实，马蓝所含的靛玉红有抗癌活性，对治疗慢性粒细胞白血病有较好疗效；所含的4-（3H）-喹唑酮有降低血压的作用；所含的色胺酮有抗真菌活性，对须发癣菌、红色发癣菌、狗小孢菌、石膏状小孢菌、絮状表皮癣菌有效。马蓝对化脓性细菌及肠道致病菌有抑菌作用。

制造青黛还可以用十字花科的松蓝，蓼科的蓼蓝或豆科的木蓝的叶或茎叶作原料。

岩 黄 连

▶来源　紫堇科植物石生黄堇 *Corydalis saxicola* Bunting 的全草。

▶形态　多年生草本，高10～40 cm。全株无毛。主根圆柱状，黄色，有多头的根茎。茎肉质，易萎软。基生叶长10～15 cm，一至二回羽状全裂，末回裂片楔形或倒卵形，长2～4 cm，宽2～3 cm，边缘有粗齿或2～3裂，两面均无毛，下面灰白色。花黄色；总状花序顶生或与叶对生，长7～14 cm，萼片2片，鳞片状，早落；花瓣4片，长1.6～2.5 cm，外花瓣有鸡冠状突起，仅限于龙骨状突起之上，不伸达顶端，上花瓣长约2.5 cm，基部有距，距的末端囊状，微向下弯曲；雄蕊6枚，合生成2束。蒴果线形下弯，长约2.5 cm，有1列种子。种子圆形，多数，有附属体。花、果期秋末冬初。

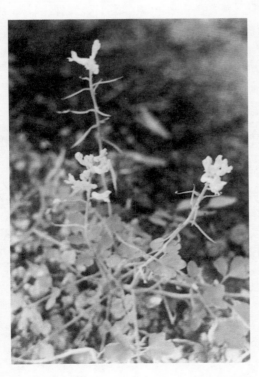

▶生境分布　生于石灰岩山地岩缝中。分布于陕西、浙江、甘肃、湖北、广西、贵州、四川、云南、西藏等省（区）。

▶采收加工　秋、冬季采收，除去杂质，晒干。用时洗净，切碎。

▶性味功效　苦，寒。清热利湿，镇静，止痛，抑癌，抗癌。

▶**用量**　3～15 g。

▶**验方**　1. 肝癌：①岩黄连15 g，白花蛇舌草（茜草科）、白茅根各120 g。水煎服，每日1剂，与放射治疗同时应用。②岩黄连15 g，凤尾草（凤尾蕨科）30 g，水杨梅根（茜草科）、半枝莲（唇形科）各50 g。水煎服。

2. 胃癌：岩黄连15 g，白花蛇舌草、白茅根各75 g，薏苡仁30 g，红糖100 g。水煎服。

▶**附注**　岩黄连含小檗碱、岩黄连碱（dehydrocavidine）、白屈菜红碱（chelerythrine）、原阿片碱、（±）-cavidine、（+）-thali-ctrifoline、（-）斯库来碱、（-）13β-hydroxystylopine、（+）四氢巴马汀、（-）四氢非洲防己胺等10个生物碱。

药理研究证实，岩黄连总生物碱对小鼠肉瘤S_{180}、艾氏腹水癌及肝癌腹水癌和大鼠肉瘤256均有抑制作用，对癌细胞呼吸也有抑制作用。岩黄连所含的白屈菜红碱和（-）13β-hydroxystylopine有一定抗癌作用。岩黄连碱对金黄色葡萄球菌、乙型溶血性链球菌、白喉杆菌有抑菌作用，对耐青霉素的白色和金黄色葡萄球菌也有抑菌作用。岩黄连还有镇静、止痛、安定作用。

败 酱 草（黄花败酱）

▶**来源**　败酱科植物败酱 *Patrinia scabiosaefolia* Fisch. ex Trev 的带根全草。

▶**形态**　多年生直立草本。根状茎横生。茎圆柱形，上部近无毛或有短糙毛，下部有粗毛或几乎无毛。基生叶丛生，叶片卵形或椭圆形，不分裂或羽状分裂或全裂，边缘有锯齿，两面均有糙毛或近无毛；茎生叶对生，叶片宽卵形或披针形，长5～15 cm，通常羽状深裂或全裂，有2～3对侧裂片，两面有毛或几乎无毛，上部叶渐小，无柄。花小，黄色；聚伞花序组成伞房状，顶生；花序梗仅上方一侧有开展的白色粗糙毛；花萼5齿裂；花冠5裂；雄蕊4枚。瘦果长圆形，有3棱，长约4mm，无翅状的膜质苞片。花、果期7～10月。

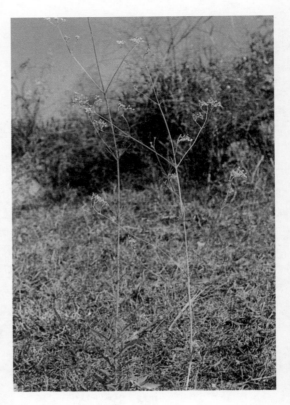

▶**生境分布** 生于山坡灌木丛或草丛中、路边、林边、田边。分布于我国黑龙江、辽宁、吉林、河北、内蒙古、山西、陕西、甘肃、河南、山东、江苏、浙江、江西、安徽、福建、台湾、湖北、湖南、广东、广西、四川、贵州、云南等省（区）；俄罗斯、蒙古、日本等地也有分布。

▶**采收加工** 夏、秋季采收，除去杂质，晒干，用时洗净，切碎。

▶**性味功效** 辛、苦，凉。清热解毒，抗菌，抗病毒，抗肿瘤。

▶**用量** 15～30 g。

▶**验方** 1. 直肠癌：败酱草30 g，生黄芪15 g，地榆、槐角、焦白术、生地黄炭、升麻炭、乌药、木鳖子各10 g，防风6 g。水煎服。

2. 胃癌出血：败酱草、蒲公英、焦建曲各15 g，党参、白术、川楝子、草蔻仁、白及各10 g，海螵蛸（墨鱼骨）3 g。水煎服。

3. 肠癌：败酱草30 g，薏苡仁60 g。水煎服。

▶**附注** 黄花败酱的根及根茎含三萜皂苷（即 giganteaside D）、齐墩果酸、β-常春藤素、齐墩果酮酸、七叶苷元、茛菪亭、环烯醚萜苷、败酱皂苷、胡萝卜苷、β-谷甾醇、黄花败酱皂苷、常春藤苷元、常春藤苷元-3-O-β-（2'-乙酰基）-吡喃阿拉伯糖苷、齐墩果酸-28-O-β-D-吡喃葡萄糖苷、常春藤苷元-3-O-α-L-D-吡喃阿拉伯糖（1→3）-β-D-吡喃木糖苷、齐墩果酸-3-O-α-L-吡喃鼠李糖（1→2）-β-吡喃木糖苷、齐墩果酸-3-O-α-L-吡喃鼠李糖（1→2）-β-D-吡喃阿拉伯糖苷。黄花败酱根及根茎的挥发油含α-蒎烯、β-蒎烯、δ-榄香烯、胡椒烯、α-古芸烯、γ-香柠檬烯、α-衣兰油烯、δ-荜澄茄烯、γ-榄香烯等9种成分。

药理研究证实，黄花败酱根或根茎或带根全草有抗肿瘤、升高白细胞、抗病毒、抗菌、镇静、催眠、抗肝炎等作用。在细胞培养中对呼吸道合胞病毒有明显的抑制作用，病毒抑制指数均为4个对数，属高效药物。

肿 节 风（九节茶、山鸡茶）

▶**来源** 金粟兰科植物草珊瑚 *Sarcandra glabra*（Thunb.）NaKai 的全株。

▶**形态** 常绿亚灌木，高50～120 cm。根茎粗短，须根多数，味香辣。茎、枝均无毛，节膨大。单叶对生；叶片革质，椭圆形、卵形或卵状披针形，长6～1.7 cm，宽2～6 cm，边缘有粗锐锯齿，齿尖有腺体，两面均无毛。花小，黄绿色；穗状花序顶生；无花被；雄蕊1枚，肉质，棒状或圆柱状，花药2室，生于药隔上部之两侧，药室比药隔短；无花柱，柱头近头状。核果球形，直径约4 mm，成熟时红色。花、果期6～10月。

▶**生境分布** 生于山谷、溪边、林边、路边林下阴湿处。分布于我国浙江、江西、安徽、福建、台湾、湖南、广东、广西、海南、四

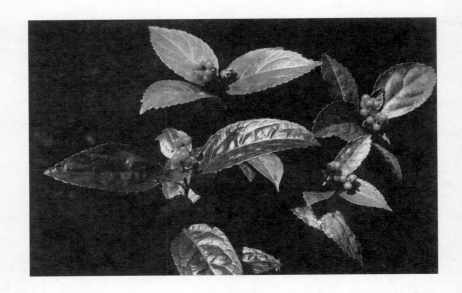

川、贵州、云南等省（区）；越南、菲律宾、柬埔寨、马来西亚、印度、斯里兰卡、朝鲜、日本等地也有分布。

▶采收加工　夏、秋季采收，除去杂质，晒干或趁鲜切片晒干。用时洗净，切碎。

▶性味功效　苦、辛、微湿；有毒。抗菌消炎，活血散结，抗肿瘤。

▶用量　10～30 g。

▶验方　1. 胰腺癌：①肿节风30 g。水煎服。②肿节风片（每片含肿节风浸膏0.25 g，相当于生药2.5 g）。每日服3次，每次服3片，开水送服。

2. 胃癌、直肠癌：肿节风、半枝莲（唇形科）、七叶一枝花（百合科或延龄草科）各30 g，白花蛇舌草（茜草科）60 g。水煎服。

▶附注　肿节风含异白蜡树定（isofraxidin）、（-）依斯坦布林、6,8-二甲氧基-7-羟基香豆精、黄酮苷、香豆酮、氰苷、内酯、琥珀酸、延胡索酸、鞣酸、挥发油（油中主要成分为乙酸芫荽酯）。

　　药理研究证实，肿节风挥发油有抗肿瘤活性。肿节风所含的异白蜡树定和琥珀酸，对小白鼠S_{180}抗癌试验，其抑制率为37%～38%，肿节风母液术后每日肌肉注射1 ml/kg体重，分别对骨痂中氨基酸进行测定，结果在骨折后第1周内氨基酸的含量就达到相当高水平，经分析含量最高的氨基酸为甘氨酸、精氨酸、赖氨酸，它们与骨折愈合有密切关系。肿节风水煎液对金黄色葡萄球菌、变形杆菌、志贺氏痢疾杆菌、伤寒杆菌有抑菌作用。

鱼 腥 草

▶**来源**　三白草科植物蕺菜 *Houttuynia cordata* Thunb. 的全草。

▶**形态**　多年生直立草本，高30～60 cm。新鲜茎叶揉之有浓烈的鱼腥臭气。茎下部伏地，节环状，节上生根，上部直立，无毛或节上有毛。单叶互生；叶片卵形或阔卵形，长4～10 cm，宽2.5～6 cm，边

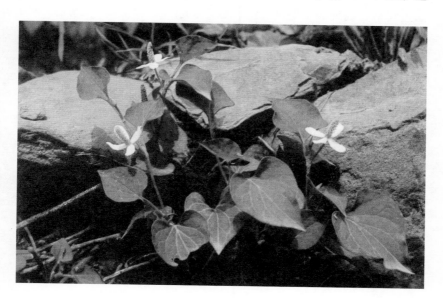

缘全缘，两面均无毛，下面通常紫绿色，有腺点；叶柄无毛；托叶膜质，长1～2.5 cm，下部与叶柄合生成鞘，鞘长8～20 mm，通常有毛，基部扩大略抱茎。花淡黄色；穗状花序生于枝顶或与叶对生，花序长约2 cm，宽5～6 mm，基部有4片白色花瓣状总苞片；无花被；雄蕊3枚，花丝长。果实近球形，直径约3 mm，顶端有宿存花柱。花、果期4～7月。

▶**生境分布**　生于湿润的山脚、路边、沟边、田边、园边或栽培。分布于我国陕西、甘肃、江苏、浙江、江西、安徽、福建、台湾、湖北、湖南、广东、广西、海南、四川、贵州、云南等省（区）；亚洲东部和南部其他地区也有分布。

▶**采收加工**　夏季采收，洗净，鲜用或晒干。用时洗净，切碎。

▶**性味功效**　辛、微寒。清热解毒，消痈排脓，抗菌、利尿。

▶**用量**　15～25 g。不宜久煎，宜后下。

▶**验方**　肺癌：①鱼腥草、白英（茄科）各30 g，蛇莓（蔷薇科）、四叶参（桔梗科羊乳）、杏香兔儿风（菊科）各15 g。水煎服。②鱼腥草、威灵仙（毛茛科）、百合、白及、肺形草（龙胆科双蝴蝶）各10 g，香茶菜（唇形科）30 g，杏仁、千日红（开白花的）、檵木花（金缕梅科）各6 g，夏枯草3 g。水煎，加白糖适量冲服。服药期间忌酒等刺激性食物。

▶**附注**　鱼腥草全草含挥发油0.05%，油中主要成分为癸酰乙醛、月桂烯、月桂醛、α-蒎烯、D-柠檬烯、甲基正壬酮、莰烯、乙酸龙脑酯、芳樟醇、石竹烯等。全草还含槲皮苷、蕺菜碱等。花和果穗还含异槲皮苷、黄酮类、氯化钾、硫酸钾等。

药理研究证实，鱼腥草可显著提高外周血T淋巴细胞的比例，还可显著降低白细胞移行指数，提高特异性玫瑰花形成细胞数和中性细胞吞噬率。鱼腥草挥发油对金黄色葡萄球菌、八叠球菌有较强抑制作用，对肺炎球菌、乙型溶血性链球菌有一定抑制作用，对其他革兰氏阴性菌作用不显著。鱼腥草对非发酵菌属即假单胞菌属、产碱杆菌属抑制作用最强，对无色杆菌属、土埌杆菌属、黄杆菌属有明显抑制作用，对摩拉杆菌属、不动杆菌属也有一定抑制作用。对流行性出血热病毒和流感病毒有一定的抑制作用。还有利尿作用。

茜 草（红丝线、茜草根）

▶**来源**　茜草科植物茜草 *Rubia coudifolia* L. 的根及根茎。

▶**形态**　多年生草质藤本，长1～2 m。根紫红色或橙红色，圆柱形，肉质，断面红色或淡红色，干后表面棕红色或暗棕色，断面紫红色。茎四棱形，粗糙，棱上有倒生小刺。单叶，通常4片假轮生；叶片卵形或卵状披针形，长2～9 cm，宽1～4 cm，先端尖，基部圆形或心形，边缘和下面叶脉上有微小倒生小刺，上面粗糙；叶柄长短不等，有微小倒生小刺；托叶叶状。花淡黄色；聚伞花序顶生或腋生；萼管卵形，萼齿不明显；花冠管极短，5裂；雄蕊5枚。果实

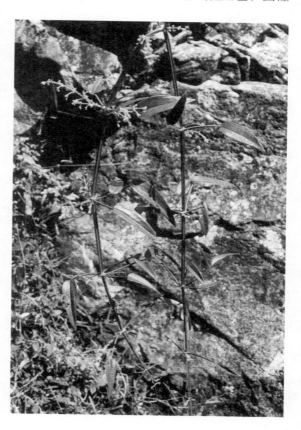

球形，直径约6 mm，红色，成熟时变为黑色或紫黑色。花、果期8～10月。

▶**生境分布**　生于山谷、山坡、溪边、路旁阴湿处以及村边，丛林边、林边灌丛中。我国大部分省（区）有分布；亚洲热带地区南至澳大利亚等地也有分布。

▶**采收加工**　秋季采收，除净杂质，晒干或趁鲜切片晒干。用时洗净，切碎。

▶**性味功效**　苦，寒。凉血，止血，祛瘀通经，活血消肿，抗癌。

▶**用量**　6～10 g。

▶**验方**　1. 乳癌：茜草、瓜蒌仁、贝母、白芷、连翘、菊花、橘叶、炙乳香、炙没药、紫花地丁、陈皮、甘草各50 g，蒲公英120 g，夏枯草、龙葵（茄科）、白英（茄科）各30 g，金银花、漏芦各60 g。共研细粉，炼蜜为丸，每丸重9 g，早、晚各服1次，每次1丸，开水送服。

2. 配合子宫颈癌放射治疗。①引起放射性膀胱炎者：茜草、大蓟、小蓟、生地黄、仙鹤草各15 g，淡竹叶10 g，木通、木香、甘草梢各5 g。水煎服。放疗期间，患者应多饮水。②引起放射性直肠炎者：茜草30 g，白芍、土茯苓、炒荆芥、焦山楂、焦六曲各10 g。水煎服。出血加仙鹤草30 g，侧柏炭、地榆炭、槐花各15 g，赤芍10 g；疼痛加木香10 g，槟榔15 g；热症加白头翁30 g，黄芩、黄柏各10 g；气虚加党参、黄芪各10 g，同煎服。

▶**附注**　茜草根含羟基茜草素、茜草素、假羟基茜草素、茜草酸、1-羟基-2-甲基蒽醌、去甲虎刺醛、1,8-二羟基-3-甲基-6-甲氧基蒽醌、1,4-二羟基-6-甲基蒽醌、异茜草素、munjistin、大黄素甲醚、1,3,6-三羟基-2-甲基蒽醌、1-羟基蒽醌、1,2,4-三羟基蒽醌、1,3,6-三羟基-2-甲基蒽醌-3-O-β-D-吡喃葡萄糖苷、1,2-二羟基蒽醌-2-O-β-D-吡喃木糖（1→6）-β-D-吡喃葡萄糖苷、1,3-二羟基-2-羟甲基蒽醌-3-O-β-D-吡喃木糖（1→6）-β-D-吡喃葡萄糖苷、1,3,6-三羟基-2-甲基蒽醌-3-O-β-D-吡喃木糖（1→2）-β-D-（6′-O-乙酰基）吡喃葡萄糖苷、1,3,6-三羟基-2-甲基蒽醌-3-O-（O-6′-乙酰基）-β-D-吡喃葡萄糖苷、6-羟基-2H-萘骈［1-2-6］吡喃-2-酮-5-羧酸甲酯、茜草内脂、3′-甲氧羰基-4′-羟基-萘骈［1,2′,2,3］呋喃、二氢大叶茜草素、大叶茜草素、2-（3′-羟基）异戊基-3-甲氧羰基-1,4-萘氢醌-1-O-β-D-吡喃葡萄糖苷、5-甲氧基京尼帕苷酸及其甲基化物、茜草多糖（RCL）。茜草多糖糖基的组成及摩尔组成比为鼠李糖-阿拉伯糖-木糖-甘露糖-葡萄糖-半乳糖（1.0：0.31：0.46：0.25：0.42：1.05）。

药理研究证实，茜草根的提取物对白血病、腹水癌、大肠癌、肺癌及防止癌细胞转移等有效。茜草双酯有抗氧化作用，对细胞免疫有抑制作用。茜草根水煎剂有止血和镇咳祛痰作用，对溶血性金黄色葡萄球菌和部分皮肤真菌有抑菌作用。

茵 陈 蒿（茵陈、绵茵陈）

▶来源　菊科植物茵陈蒿 *Artemisia capillaris* Thunb. 的地上部分。

▶形态　多年生直立草本，嫩枝叶揉烂有浓烈香气。幼苗密生白色绢质柔毛，茎细小，直径1～2 mm，叶一至三回羽状分裂，裂片长1～3 cm，宽约1 cm，小裂片条形。长大植株高40～100 cm，绢质柔毛逐渐脱落；叶互生，茎下部叶长2～4 cm，宽1.5～3.5 cm，二回羽状全裂，小裂片狭线形，两面有绢质柔毛，后期毛渐脱落；茎中部叶二回羽状全裂，小裂片狭线形，伸直而不弧曲，长8～12 mm，宽0.3～1 mm，近于无毛；茎上部叶羽状5全裂或3全裂。花小，黄绿色或淡紫色；头状花序卵球形，直径1.5～2 mm，有短梗，此头状花序排成圆锥状生于枝顶；全为管状花；总苞片无毛；花冠管5齿裂；雄蕊5枚，花药连合。瘦果长圆形，细小。花、果期7～10月。

▶生境分布　生于山坡、路边、地埂、河岸沙砾地、海岸附近湿沙地、盐碱地、旷野草地。分布于我国辽宁、陕西、河北、河南、山东、江苏、浙江、江西、安徽、福建、台湾、湖北、湖南、广东、广西、海南、四川等省（区）；越南、柬埔寨、菲律宾、马来西亚、印度尼西亚、日本、朝鲜、俄罗斯远东地区也有分布。

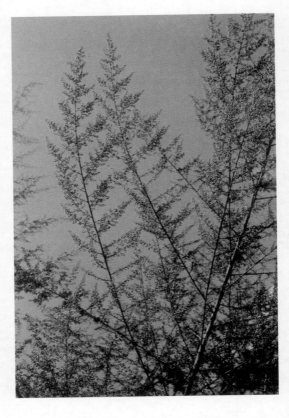

▶采收加工 春季当幼苗高6～10 cm时采，除去杂质，晾干或阴干，称绵茵陈。秋季花蕾长成时采，除去老茎及杂质，阴干，称茵陈蒿。

▶性味功效 苦、辛，微寒。清热利湿，利胆退黄，抗肿瘤。

▶用量 6～15 g。

▶验方 1. 肝癌：①茵陈蒿、蒲公英、紫花地丁各30 g，白花蛇舌草（茜草科）120 g，旋覆花、败酱草（败酱科）、炙鳖甲、昆布、海藻、夏枯草各15 g，赤芍、炒槐角、煨三棱各10 g。水煎服。②茵陈蒿、生地黄、天花粉、板蓝根（或南板蓝根）各15 g，玄参、牡丹皮、赤芍、苦参、山栀（炒黑）各10 g，大黄6 g，龙胆草、黄连各5 g。水煎服。同时吞服人工牛黄1.2 g。

2. 子宫颈癌：①茵陈蒿、丹参、黄柏、赤芍各10 g，白花蛇舌草、白英（茄科）各30 g，半枝莲（唇形科）、石见穿（唇形科华鼠尾草）、蒲公英、凤尾草（凤尾蕨科）各15 g。水煎服。适于有瘀毒者。②茵陈蒿、茯苓、泽泻、白术、白芍各10 g，白英、半枝莲各30 g，蒲公英15 g，当归6 g，柴胡、青皮各5 g。水煎服。

▶**附注** 茵陈蒿含茵陈色原酮（capillarisin），甲基茵陈色原酮，蓟黄素，绿原酸，咖啡酸，褐煤酸，棕榈酸，硬脂酸，油酸，亚油酸，花生酸，6,7-二甲基香豆素，capillaridin A、B、C、D、E、F、G、H，capillin，capillene，O-methoxycapillene，flavonoids，chromones，phenylalkynes，coumarins，泻鼠李素，capillanol，α-蒎烯，β-蒎烯，对-聚伞花素，茵陈素，茵陈多肽，去氢法卡酮，去氢法卡醇，蒈烯-3，马栗树皮素二甲醚，5-苯-1,3-五二炔，5,2′,4′-三羟基6,7,5′-三甲氧基黄酮。茵陈挥发油的主要成分有α-蒎烯和β-蒎烯，β-香豆烯，β-石竹烯，茵陈二炔（capillene）等36种化合物。

药理研究证实，茵陈所含的蓟黄素、茵陈色原酮及其组分A、B、F在体外能抑制Hela细胞的增殖，还能抑制Ehrlich腺水癌细胞增殖。茵陈抗肿瘤的机制是通过直接杀伤肿瘤细胞，其中有效成分之一是茵陈色原酮。茵陈色原酮和蓟黄素还有利胆和保肝作用。茵陈蒿水煎剂对致癌剂黄曲霉毒素B_1（AFB_1）的致突变作用有显著抑制效果，并呈剂量效应关系，提示茵陈蒿水煎剂可能对预防肝癌有作用。此外，茵陈蒿还有降低胆固醇的作用，所含的茵陈素有解热作用，所含的泻鼠李素和茵陈色原酮有很强的防龋作用。水煎剂对枯草杆菌、人型结核菌、伤寒杆菌有抑菌作用。

枳 椇 叶（拐枣叶、万寿果叶）

▶**来源** 鼠李科植物枳椇 *Hovenia acerba* Lindl. 的叶。
▶**形态** 落叶乔木。嫩枝有短柔毛或近无毛。单叶互生；叶片宽卵形或椭圆状卵形，长8～17 cm，宽6～12 cm，边缘有浅而钝的细锯

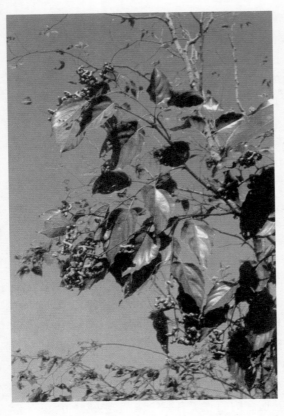

齿，上面无毛，下面沿脉或脉腋有短毛或近无毛；叶柄无毛，花小，白色或黄绿色；排成对称的二歧式聚伞圆锥花序，顶生或腋生，有短柔毛；花萼5片，无毛；花瓣5片；雄蕊5枚。核果近球形，直径5~6.5 mm，无毛，成熟时黄褐色或棕褐色，果序轴在结果时明显膨大、扭曲，肥厚肉质，含丰富糖，可生食，也可蒸后食（民间称万寿果）。种子扁圆球形，黑紫色，有光泽，直径2~4 mm。花期5~7月，果期8~10月。

▶**生境分布** 生于山坡林边、疏林中，或栽培于平地旷野、村边、屋边。分布于我国陕西、甘肃、河南、江苏、浙江、江西、安徽、福建、湖北、湖南、广东、广西、四川、贵州、云南、西藏等省（区）；越南、缅甸、印度、不丹、尼泊尔、斯里兰卡等地也有分布。

▶**采收加工** 夏、秋季采收，除净杂质，晒干。用时洗净，切碎。

▶**性味功效** 甘、淡、平。解酒除烦，滋润五脏，利大小便，抗癌，防癌。

▶**用量** 10~15 g。

▶**验方** 1. 子宫癌，胃癌：鲜枳椇叶、鲜墨旱莲、鲜藿香蓟（菊科）、鲜金钮扣（菊科）、鲜夜香牛（菊科）各30 g。共捣烂绞汁（约半杯），加鲜麻风树（大戟科）根捣汁15 ml调匀，饭后服，早、晚各服1次。

2. 肝癌、肠癌：枳椇叶、葫芦茶（豆科或蝶形花科）、白茅根各60 g，白花蛇舌草（茜草科）120 g。水煎调白糖适量服，每日1剂，与放射治疗同时服，或水煎当茶喝。

▶**附注** 枳椇叶含山奈酚、槲皮素（quercetin）、异槲皮素、山奈酚-3-O-d-L-吡喃鼠李糖（1→6）-β-D-吡喃半乳糖苷、山奈酚-3-O-芸香糖苷、槲皮素-3-O-α-L-吡喃鼠李糖（1→6）-β-D-吡喃半乳糖苷、芦丁、枳椇皂苷A1（hovacerboside A1）、枳椇皂苷C$_2$（hovenia saponin C$_2$）、3-O-香豆酰奎宁酸、4-羟基-N-甲基脯氨酸。

药理研究证实，枳椇叶所含的槲皮素有较强抗癌活性，槲皮素可与一些致癌、致突变因子相互作用而起到防癌作用。槲皮素还有抗血小板聚集的作用。

栀 子（黄栀子、山栀子）

▶**来源** 茜草科植物栀子 *Gardenia jasminoides* Ellis 的成熟果实。

▶**形态** 常绿灌木，高1～2 m。枝圆柱形，灰色，无毛，嫩枝绿色，有短柔毛。根粗壮，淡黄色。单叶，对生或3叶轮生；叶片长圆状椭圆形或长圆形或倒卵状长圆形，长5～14 cm，宽2～5 cm，边缘全缘，两面均无毛；托叶膜质，基部合生成筒状。花大，白色，直径2.5～7 cm，单朵顶生或腋生；花萼圆筒形，长2～3 cm，有5～6条翅状纵棱，顶端5～6裂，裂片条状披针形，比萼筒稍长；花冠筒长3～4 cm，5～6裂，裂片倒卵形；雄蕊5枚。果实倒卵形或长椭圆形，长2～4 cm，宽1.5～2 cm，表面有翅状纵棱5～6条，顶端有宿存的萼裂

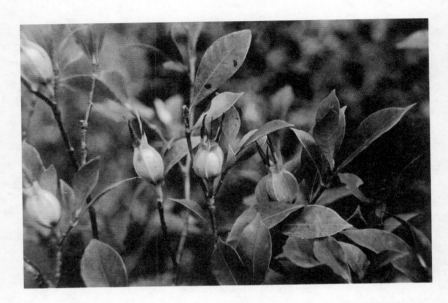

片，成熟时黄色。种子多数，集结成团，外有黄色黏物质。花期6～7月，果期8～10月。

▶**生境分布** 生于向阳山坡、林边、疏林或灌丛中，或栽培。分布于我国江苏、浙江、江西、安徽、福建、台湾、湖北、湖南、广东、广西、海南、四川、贵州、云南等省（区）；越南、日本等地也有分布。

▶**采收加工** 秋、冬季果实成熟时采收，除去杂质，蒸至上汽或沸水中略烫后晒干。用时洗净，捣碎。

▶**性味功效** 苦、寒。凉血解毒，清热利尿，泻火除烦，抗肿瘤，降压。

▶**用量** 6～10 g。

▶**验方** 1.子宫颈癌：炒栀子、制大黄、当归、薏苡仁、牡丹皮、龙胆草、滑石、冬瓜子、知母（盐水炒）、黄柏（盐水炒）各10 g，生地黄15 g，吴茱萸、苍术、白术各6 g，黄连3 g。水煎服。

2. 胃癌：炒栀子、牡丹皮、桃仁、制香附、谷芽（炒）、麦芽

（炒）、生山楂、熟山楂各10 g，白英（茄科）30 g，生地黄15 g，木香（后下）、降香（后下）各5 g，砂仁（后下）、蔻仁（后下）各3 g，吴茱萸1.5 g，黄连2 g。水煎服。

3. 乳癌：①栀子、牡丹皮、柴胡、当归、白芍、白术、茯苓、甘草各3 g，薄荷1.5 g（后下）。水煎服。②栀子、牡丹皮各2.5 g，人参（另包，冲服）、白术、当归、枣仁（炒）、茯神各3 g，黄芪6 g，桂圆5枚，远志、炙甘草各2 g。水煎服。

4. 白血病：栀子、红花、赤芍、鳖甲各10 g，川芎、当归、牡丹皮、生地黄、桃仁各15 g，穿山甲、甘草各6 g，先取桃树叶、红蓼（蓼科红蓼）各等量水煎取汁，再加入上药共煎熬膏。在检查白血病的骨髓穿刺处外敷此药膏，每日2～3次。

▶附注　栀子果实含京尼平苷、京尼平、栀子苷、栀子新苷、京尼平-1-β-D-龙胆双糖苷、鸡矢藤糖苷甲酯、京尼平苷酸、去乙酰车叶草苷酸、去乙酰车叶草苷酸甲酯、京尼平-1-β葡萄糖苷、山栀子苷、京尼平龙胆双糖苷、gardenamide、6α-butoxygeniposide、6β-butoxygenliposide，6″-O-p-cis-coumaroylgenipin gentiobioside、jasminoside A、B、C、D、E。栀子果实挥发油含硬脂酸、12-乙酰氧基-9-十八碳烯酸甲酯、反,反-2,4-癸二烯醛等85个化合物。

药理研究证实，栀子果实有抗肿瘤活性、还有利胆、保肝、降压作用，对金黄色葡萄球菌、脑膜炎双球菌、卡他球菌和部分皮肤真菌有抑菌作用。

鸦　胆　子

▶来源　苦木科植物鸦胆子 *Brucea javanica* （L.）　Merr. 的成熟果实。

▶形态　灌木。树皮和根皮均有苦味。嫩枝有黄色柔毛。单数羽状复叶互生，有小叶7～15片；小叶片卵形或卵状披针形，长4～

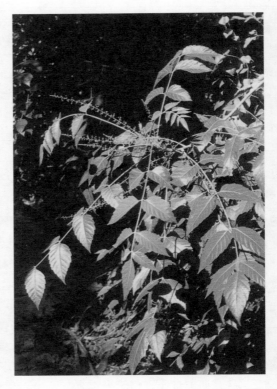

8 cm，宽 1.5～4 cm，边缘有粗锯齿，两面均有毛，下面毛较密。花小，暗紫色；雌雄同株或异株；圆锥花序腋生；雌花序较短，长为雄花序的一半；雄花序长 15～25 cm；雄花：萼片 4 片，有毛；花瓣 4 片，分离；雄蕊 4 枚；雌花：萼片和花瓣与雄花同。核果 1～4 枚，分离，长卵形，长 6～8 mm，直径 4～6 mm，成熟时灰黑色，干后有明显的不规则多角形网纹。花期夏季，果熟期 10 月。

▶**生境分布**　生于山坡、旷野、路边灌丛中。分布于我国福建、台湾、广东、广西、海南、云南、西藏等省（区）；亚洲东南部至大洋洲北部等地也有分布。

▶**采收加工**　秋、冬季果实成熟时采收，除净杂质，晒干。用时洗净，捣碎。

▶**性味功效**　苦，寒；有小毒。清热，杀虫，抗肿瘤。

▶**用量**　0.5～2 g。

▶**禁忌**　孕妇及幼儿忌服。

▶**验方**　1. 肺癌：①鸦胆子 8 g，龟板、海藻、玳瑁各 15 g，蟾酥 0.6 g。先将前 4 味药放在新瓦上，上覆 1 新瓦，放炭火上焙至黄色为度，研为细粉，加入蟾酥研匀。装入空胶囊中，每次服0.6 g，每日2次，白开水送服。根据患者身体强弱，可酌情增减剂量。②鸦胆子1.5 g，白花蛇舌草、半枝莲各120 g，川贝母10 g，白背叶根（大戟科）、万年青根（百合科）各6 g，水煎服。

2. 外耳道乳头状瘤（耳痔）：鸦胆子5～7粒，取种仁研细，塞患处，再用药棉塞住，隔1～3天有微痛感，流出脓水，取去，用冷盐水洗净。

▶附注　鸦胆子果实含鸦胆子苦醇（brusatol）、鸦胆子苷A（bruceoside A）、双氢鸦胆苦醇、鸦胆因B、鸦胆因D（bruceine D）、鸦胆因H、双氢鸦胆子苷A、鸦胆因I、鸦胆子苦烯、胡萝卜苷、苦木内酯、香豆酸、鸦胆因E、鸦胆子醇、去氢鸦胆子醇、鸦胆子内酯C、布氏竹柏醇A、香豆木脂素臭矢菜素A、苦木苷鸦胆子苷B等。鸦胆子油，油中主要含油酸、软脂酸、硬脂酸、亚油酸、十七碳烯酸、廿碳烯酸、花生酸、豆蔻酸、三油酸甘油酯等，不含亚麻油酸。

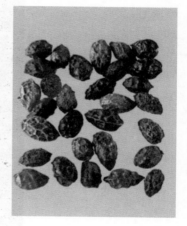

药理研究证实，鸦胆子果实所含的鸦胆因D、鸦胆苦醇、鸦胆子苷A和鸦胆子油中所含的油酸等为抗肿瘤的活性成分。10%鸦胆子油乳进行膀胱灌注对以BBN诱导的膀胱癌病变有明显的抑制效果，口服液灌胃对早期病变也有抑制作用，但不如膀胱灌注效果好，因此，口服10%鸦胆子油乳可作为对膀胱癌好发人群的预防性用药。

韭菜叶（韭、扁菜叶）

▶**来源** 百合科（或石蒜科）植物韭菜 *Allium tuberosum* Rottl.ex Spreng. 的地上部分。此外，鳞茎（韭菜根）也入药。

▶**形态** 多年生草本。揉之有葱蒜气味。鳞茎圆柱形，通常1～3个簇生，鳞茎外皮破裂呈纤维状，呈网纹。根状茎倾斜横生。叶基生；叶片肉质，扁平，条形，实心，长15～30 mm，宽1.5～8 mm，边缘全缘，两面均绿色，无毛。花白色或带粉红晕；伞形花序近球形，生于花茎顶端，有花20～40朵；花茎圆柱形，有2纵棱，高25～60 cm；小花梗近等长，比花被片长2～4倍，基部有小苞片；花被片6片，长4～7 mm，宽2～3.5 mm；雄蕊6枚。蒴果倒心形，种子黑色，扁卵形，长2～4 mm，宽1～3 mm，表面有网纹，花、果期7～9月。

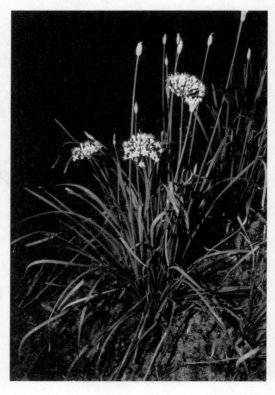

▶**生境分布** 栽培植物，我国各地均有栽培；世界各地也有栽培。

▶**采收加工** 夏、秋季采收，除去杂质，分别洗净，多鲜用。用时洗净，切碎或捣烂。

▶**性味功效**　韭菜叶：辛、甘、温。温中行气，消肿止痛，活血散瘀。韭菜根：辛，温。温中行气，散瘀消肿。

▶**用量**　60～150 g。鲜品捣汁服较煎服疗效佳。

▶**禁忌**　寒痰积结者及目疾患者忌服。

▶**验方**　食道癌，胃癌：①鲜韭菜叶（或韭菜根）1000 g。捣烂取汁内服。每日2～3次，每次1剂。②鲜韭菜捣烂取汁1茶杯，生姜汁、牛奶各1茶杯。共调匀，温服，慢慢服。③鲜韭菜汁、生姜汁、芦根（禾本科）汁、竹沥、沉香汁（或土沉香汁，即瑞香科白木香含树脂木材磨汁）各50 ml。共调匀，温服，慢慢服。④鲜韭菜100 g，水煎服，每日服3次，每次1剂。

▶**附注**　韭菜叶和韭菜根均含硫化合物、皂苷、苦味质、蛋白质、维生素C等。韭菜根还含蒜氨酸、甲基蒜氨酸。地上部分含挥发油，油中主要含2-丙基呋喃、二甲基二硫醚、甲基烯丙基二硫醚、甲基丙烯基二硫醚、二甲基三硫醚、二烯丙基二硫醚、二甲基四硫醚、丁基-1-（甲硫杂）丙基二硫醚、二-2-丙烯基三硫醚等含硫化合物。

药理研究证实，韭菜地上部分挥发性成分有明显的抗肿瘤和促进机体免疫的功能。由韭菜获得的制剂，仍有较强的抗癌活性，其对小鼠移植性肿瘤U_{14}、EAS、Heps和S_{180}的抑制率分别为50.02％、58.18％和59.38％。

骨 碎 补

▶**来源**　槲蕨科植物槲蕨 *Drynaria fortunei* （Kunze.）J.Smith. 的根茎。

▶**形态**　多年生附生草本，高20～40 cm。根茎如生姜状，肉质，横走，密生钻状披针形鳞片。叶有2种形状，不生孢子的叶无柄，卵圆

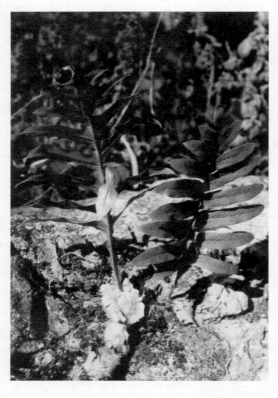

形，长约 7 cm，宽 3～6 cm，枯黄色、红棕色或灰褐色，边缘浅裂，网状叶脉明显，在根茎上覆瓦状重叠。生孢子的叶绿色，有短柄，长圆形，长 20～40 cm，宽 14～18 cm，两面均无毛，羽状深裂，裂片7～13 对，披针形，边缘有不明显的缺刻，网状叶脉明显；孢子囊群圆形，沿裂片中脉两侧着生，2～4 行，无囊群盖。

▶**生境分布** 多附生于树皮、墙壁、岩石、瓦较阴湿处。分布于我国浙江、江西、福建、台湾、湖北、湖南、广东、广西、海南、四川、贵州、云南等省（区）；越南、老挝等地也有分布。

▶**采收加工** 全年可采收，除净泥杂，燎去鳞片，开水烫后，晒干，或切片蒸熟后晒干。用时洗净，切碎。

▶**性味功效** 苦、温。补肾强壮，续伤止痛，祛瘀活血，抑癌。

▶**用量** 3～10 g。

▶**验方** 1. 骨肿瘤：骨碎补、石斛、牡蛎、熟地黄、续断、当归、女贞子、何首乌、蒺藜各 120 g，夏枯草、海藻、昆布、沙参、银花藤各 180 g，杜仲 240 g，鳖甲、丹参各 100 g，土鳖虫、秦艽、木瓜、黄精、橘络各 60 g，香附、乳香、没药、血竭各 30 g，姜黄、莪术、三棱各24 g。水煎浓汁，加蜜糖适量熬膏；另取猴骨、牛腿骨各适量，捣碎久熬，取浓汁渗入膏内，每日服3次，每次服1匙。

2. 胃癌：骨碎补、薏苡仁、菝葜（百合科或菝葜科）各50 g，水煎浓汁（约500 ml），去渣，加入肥猪肉60 g，煮烂，1次服完（顿服）。

3. 癌肿：骨碎补10 g，石菖蒲、大血藤、花生叶各15 g，肉桂6 g。水煎服。

▶附注　槲蕨根茎含里白烯、何帕−21−烯、里白醇、羊齿−9−（11）−烯、环劳顿醇、环劳顿酮、三十二烷酸、β−谷甾醇、环麻根醇、甲基丁香酚、原儿茶酸、新北美圣草苷、柚皮苷、还含25−烯−环阿尔庭醇、25−烯−环阿尔庭酮、24−烯−阿尔庭醇、24−烯−环阿尔庭酮、5−豆甾烯−3−醇、5−豆甾烯−3−酮等6个混合物。槲蕨孢子含大量油酸，占其脂肪酸组成的83%。

药理研究证实，骨碎补的乙酸乙酯提取物显示出70%以上较强抑制癌细胞活性。槲蕨根茎水煎液对实验性大鼠骨损伤愈合有促进作用，随剂量增加，作用增强。槲蕨的主要成分柚皮苷与相当剂量的（槲蕨根茎）生药作用效果相当，说明柚皮苷是促进骨损伤愈合作用的主要活性成分。此外，骨碎补还有强心、镇痛、镇静、降血脂的作用，并能防止动脉粥样硬化斑块的形成，对葡萄球菌有抑菌作用。

香 椿 皮

▶来源　楝科植物香椿 *Toona sinensis*（A. Juss.）Roem. 的树皮或根皮。

▶形态　落叶乔木。根粗壮，圆柱形，外皮黑色。树皮赭褐色或

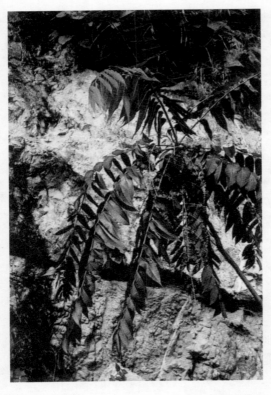

褐色。嫩枝无毛。双数羽状复叶互生，长达60 cm，有小叶14～28片，小叶对生或互生；小叶片卵状披针形、卵状长圆形或披针形，长6～17 cm，宽2.5～4.5 cm，基部不等，极偏斜，边缘有疏锯齿，少有全缘，嫩时稍有毛，后两面均无毛。花白色；圆锥花序顶生，下垂，与叶等长或更长，少有短于叶；花萼杯状，有毛，5齿裂；花瓣5片，无毛；雄蕊10枚，其中5枚不发育。蒴果木质，狭椭圆形，长2～3 cm，成熟时褐色，5瓣开裂。种子扁平，一端有膜质长翅。花期6～7月，果期10～11月。

▶**生境分布** 生于山坡疏林中或栽培于路边、村边、园边。分布于我国山西、河北、内蒙古、河南、山东、江苏、浙江、江西、安徽、福建、台湾、湖北、湖南、广东、广西、海南、四川、贵州、云南等省（区）；朝鲜等地也有分布。

▶**采收加工** 全年可采，刮去外层粗皮，鲜用或晒干。用时洗净，捣碎或切碎。

▶**性味功效** 苦、涩、凉。清热燥湿，抗菌，杀菌。

▶**用量** 15～30 g。

▶**验方** 食道癌：①鲜香椿皮150 g。捣烂取汁服，每日服3次，每次1剂。②香椿皮、白花蛇舌草各100 g。水煎服，连服5～7日为1个疗程。

▶**附注** 香椿树皮含川楝素、洋椿苦素、甾醇、鞣质等。

药理研究证实，香椿树皮和根皮的水提取物对金黄色葡萄球菌、绿脓杆菌和大肠杆菌均有抑制和灭杀作用。

重 楼（七叶一枝花、草河车）

▶**来源** 百合科（或延龄草科）植物滇重楼 *Paris polyphylla* Smith var.*yunnanensis*（Franch.） Hand-Mazz. 的根状茎。

▶**形态** 多年生直立草本，高35～100 cm。根状茎横生，圆柱形，稍压扁，粗厚，长4～10 cm，直径1～3 cm，表面黄褐色，内面白色，密生多数环节，节上有多数须根。茎单一，圆柱形，无毛。单叶，5～10片轮生于茎顶；叶片倒卵形、倒卵状长圆形或倒卵状披针形，长7～15 cm，宽2.5～5.5 cm，先端尖，基部宽楔形，边缘全缘

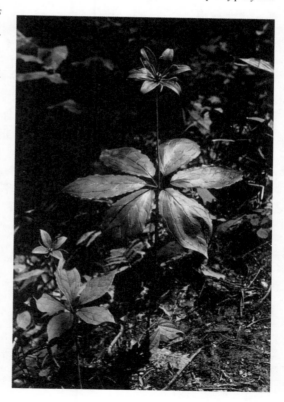

或波状，两面均无毛；叶柄长0.5～2 cm。花淡黄色，单朵生于花梗顶端；花梗由茎顶抽出，长10～30 cm；花被2轮，外轮花被片4～6片，叶状，披针形，长3～4.5 cm，绿色；内轮花被片条形，6～8片，淡黄色，中部以上宽达3～6 mm，长为外轮的1/2或近等长；雄蕊10～12枚，花药长1～1.5 cm，花丝极短，药隔突出部分长1～3 mm；子房有棱，侧膜胎座，1室，顶端有1盘状花柱基；花柱分枝粗短。果实近球形，成熟时不规则开裂。种子多数，假种皮鲜红色。花期6～7月，果期9～10月。

▶**生境分布**　生于高山阴湿林下、路边。分布于福建、湖北、湖南、广西、云南、四川、贵州等省（区）。

▶**采收加工**　同七叶一枝花。

▶**性味功效**　同七叶一枝花。

▶**用量**　同七叶一枝花。

▶**禁忌**　同七叶一枝花。

▶**验方**　同七叶一枝花。

▶**附注**　重楼（滇重楼根状茎）含重楼苷Ⅰ、重楼苷Ⅱ、薯蓣皂苷、薯蓣次苷A、重楼皂苷（偏诺皂苷）等。重楼种子（滇重楼种子）含薯蓣次苷A。

急 性 子

▶**来源**　凤仙花科植物凤仙花 *Impatiens balsamina* L. 的成熟种子。

▶**形态**　一年生直立草本，高30~80 cm。茎近肉质，光滑无毛。单叶互生；叶片披针形，长4～10 cm，宽1～3 cm，边缘有锯齿，两面均无毛；叶柄长1～3 cm，两侧常有数枚腺体。花白色、红色、紫色、粉红色、紫红色或杂色等，单朵或数朵簇生于叶腋；花萼3片，中间1片呈囊状突出；花瓣5片，或重瓣；雄蕊5枚，花丝上部连合，花药黏合子房。蒴果椭圆形或纺锤形，密生短柔毛，成熟时淡黄色

108

开裂成5瓣，将种子弹出。种子椭圆形或卵圆形，长2～3 mm，宽1.5～2.5 mm，表面粗糙，有稀疏的白色或浅黄棕色小点。花期6～8月，果熟期9月。

▶**生境分布**　栽培植物。全国各地均有栽培，多栽培于庭园。

▶**采收加工**　夏、秋季果实将近成熟未开裂前采收，晒干，除去果皮及杂质。用时洗净。

▶**性味功效**　微苦、辛，温；有小毒。软坚消积，抑菌，祛瘀活血。

▶**用量**　3～5 g。

▶**禁忌**　孕妇忌服。

▶**验方**　食道癌：①急性子、瓜蒌（葫芦科）、石见穿（唇形科华鼠尾草）各30 g，败酱草（败酱科）、大枣各15 g，威灵仙（毛茛科）、茯苓、清半夏（天南星科）各10 g，陈皮6 g。水煎服。②急性子250 g，用烧酒浸渍3天后，取出晒干，研细粉，以酒为丸，如绿豆大，每次服8丸，温酒送服。③急性子、威灵仙、瓜蒌、生牡蛎、穿山甲、郁金各30 g，黑芝麻、核桃仁、橘红、枳壳、薤白、海藻各15 g，木香、花椒（芸香科）各10 g，丁香6 g，硼砂3 g，水煎服。胸痛加黄药子（薯蓣科）30 g；呃逆加柿蒂、柿

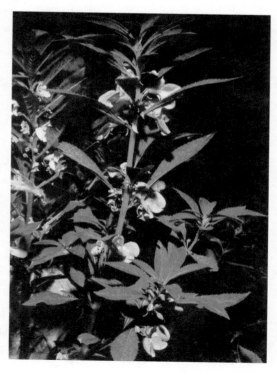

霜各30 g，同煎服。①急性子、苦参、白花蛇舌草（茜草科）、丹参、枸橘（芸香科枳的果实）、紫草根、瓦楞子（蚶科动物泥蚶、魁蚶或毛蚶的贝壳）各30 g，夏枯草15 g，干蟾蜍皮（蟾蜍科动物蟾蜍取去蟾酥和内脏后的干燥体）、八月扎（木通科木通、三叶木通或白木通成熟果实）各12 g，蜈蚣、蛴螂、丁香、生南星、木香各10 g，生马前子5 g。水煎服。

▶**附注** 凤仙花种子含皂苷、甾醇、蛋白质、氨基酸、多糖、脂肪油、挥发油等，还含有十八碳四烯酸及醋酸。

药理研究证实，凤仙花种子水煎剂对金黄色葡萄球菌、溶血性链球菌、绿脓杆菌、福氏痢疾菌、宋内氏痢疾杆菌、伤寒杆菌有抑菌作用，对水煎剂、酊剂、水浸剂有兴奋子宫作用。

姜 黄（黄姜）

▶**来源** 姜科植物姜黄 *Curcuma longa* L. 的根茎。此外，块根（中药名称郁金）也入药。

▶**形态** 多年生直立草本，高约1 m。主根茎圆柱形，横走，其上生出多数侧生根茎，侧生根茎卵圆形，长2～5 cm，直径1～3 cm，表面深黄色，有明显环节，断面橙黄色或金黄色，气芳香；须根多数，末端常膨大呈纺锤形块根（即中药郁金），表面灰褐色，断面黄色。单叶基生，有长柄；叶片直立，长圆形或椭圆形，长20～45 cm，宽10～20 cm，先端尖，基部狭，边缘全缘，两面均无毛。秋季开花，花葶由顶部叶鞘抽出；穗状花序圆柱状，长10～18 cm，宽4～9 cm；苞片卵形，长3～5 cm，绿白色，顶部白色，边缘淡红色；萼片白色；花冠淡黄色；唇瓣倒卵形，淡黄色，中部深黄色；发育雄蕊1枚，花药无毛，药隔基部有2角状距。果实近球形。花、果期秋冬季。

▶**生境分布** 栽培植物，或生于草坡、林边向阳处。分布于我国福建、台湾、广东、广西、海南、湖南、云南、西藏等省（区）；东亚及东南亚等地也有分布。

▶**采收加工**　冬季叶枯萎时采收，洗净，除去须根，将根茎与块根分开蒸或煮至透心，晒干。用时洗净，润透，切薄片，晒干。

▶**性味功效**　姜黄：辛、苦、温。破血行气，通经止痛，抗癌。郁金：辛、苦、寒。行气化瘀，清心解郁，利胆退黄。

▶**用量**　3~10 g。

▶**禁忌**　孕妇及月经过多者忌用。

▶**验方**　同莪术。

▶**附注**　姜黄的根茎含姜黄素（curcumin）、去甲氧基姜黄素、二去甲氧基姜黄素、一去甲氧基姜黄素、阿魏酸、对香豆酸、反-玉桂酸等。根茎挥发油含姜黄酮、二氢姜黄酮、姜烯、α-水芹烯、桉油精、姜黄素、香桧烯、水芹烯、龙脑等51个化合物。块根挥发油含莰烯、α-蒎烯、β-蒎烯、柠檬烯、桉油素、松油烯、芳樟醇、异龙脑、龙脑、樟脑、丁香烯、丁香酚、姜黄烯、芳姜黄酮、吉马酮、莪术二酮、curcuminoids等。

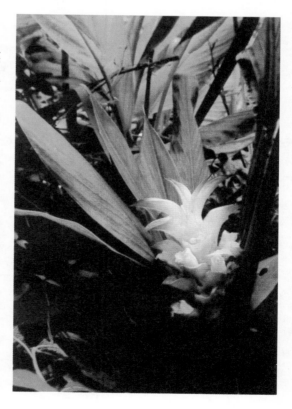

药理研究证实，姜黄素对人体胃腺癌

细胞有一定的毒性作用，有抗二甲基苯蒽、苯并芘的致突变作用，可作为肿瘤化疗预防剂使用。姜黄所含的姜黄素及挥发油有抗癌、抗病毒、抗炎、抗氧化作用。姜黄挥发油有广谱抗真菌作用，姜黄素异构体有强抗真菌作用。姜黄素和挥发油在5～100 μg/ml浓度下对八叠球菌、高夫克氏菌、棒状杆菌、梭状芽孢杆菌、多种葡萄球菌、链球菌、芽孢杆菌均有抑菌作用。姜黄水提液对雌性大鼠有抗生育活性。

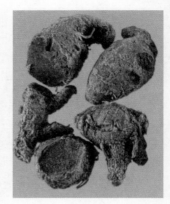

穿 山 甲（山甲、甲片）

▶**来源**　鲮鲤科动物穿山甲 *Manis pentadactyla* Linnaeus 的鳞片。

▶**形态**　体长50～100 cm，尾长10～30 cm，为全身披鳞片的兽类，体重通常2～4kg。头细长，圆锥形，眼小，吻尖，舌长，口内无齿，耳不发达，尾长扁平，背面稍微隆起，基部粗。四肢粗短，前肢比后肢长，脚有5趾，趾有硬爪，前脚爪比后脚爪长，前脚中间3趾的爪特别长，便于掘土。鳞片黑褐色，鳞片之间杂有硬毛。两颊、眼、耳、胸、腹部、四肢外侧和尾基均有稀疏的长硬毛。绒毛很少。母的有乳头2对。通常公母同居，每年繁殖1次，4～5月交配，12月或次年1月分娩，每胎1～2只。

▶**生境分布**　生活于热带和亚热带地区的山地，平原杂木林中潮湿地，掘洞居住，洞穴常筑在泥土地带，洞深2～4 m，末端有巢。晚间出来活动，受惊时卷成球形。分布于我国广西、广东、海南、四川、云南、贵州、福建、台湾、浙江、安徽等省（区）；越南等地也有分布。

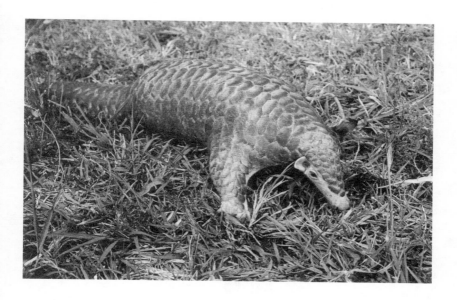

▶**采收加工**　全年可捕捉。捕得后，先将头敲昏，倒吊起，割舌头取血，剖腹，剥下皮，去净残肉，放入沸水中，鳞片自行脱落，晒干；或将穿山甲整只用沸水烫一下，取下鳞片，晒干。用时洗净。经过炮制的鳞片，称为炮山甲、炮山甲片或山甲珠。用时研碎。

▶**性味功效**　咸，微寒。通经脉、清痈肿，下乳汁，排脓血。

▶**用量**　5～10 g。

▶**禁忌**　体虚者及痈疽已溃者慎服。

▶**验方**　1. 肠癌：穿山甲尾尖处30 g（炙存性），鳖甲30 g（炙酥），麝香1.5 g。共研细粉，每次服3 g，茶水送服。

2. 乳癌：①炮穿山甲、蒲公英各3 g，浙贝母6 g，白芷5 g，白英（茄科）、龙葵（茄科）各30 g，蛇莓（蔷薇科）15 g，水煎服。另取上方共研细粉，醋调外敷患处。②炮穿山甲研细粉。每次服6 g，每日服2次，淡米酒送服。

3. 癌症：穿山甲20片（炒成珠），全蝎20只（去头、足，用米泔水炒），蜈蚣15条（去头、足，微炒），殭蚕20条（炒去丝），大黄10 g，朱砂、雄黄各6 g。共研细粉，以黄酒、面粉糊为丸，如绿豆大，朱砂、雄黄为衣，每次服30～50丸，年老及体弱者服用量酌减。

▶**附注**　穿山甲鳞片含L-丝-L-酪环二肽、（±）-丝-酪环二肽、D-丝-L-酪环二肽、硬脂酸、胆甾醇、二十三酰丁胺、碳原子数为26和29的2个脂肪簇酰胺、胆固醇、挥发油、水溶性生物碱和甘氨酸、丙氨酸、丝氨酸、亮氨酸、谷氨酸、异亮氨酸、组氨酸、天冬氨酸、赖氨酸、苏氨酸、蛋氨酸、脯氨酸、缬氨酸、苯丙氨酸、酪氨酸、精氨酸等16种氨基酸及18种微量元素。

药理研究证实，穿山甲鳞片有增强心肌收缩功能，有正性肌力作用，能显著抑制血小板聚集，还有抗炎作用。分析比较炮制前后的穿山甲化学成分，表明两者基本相同。

绞 股 蓝（七叶胆）

▶**来源**　葫芦科植物绞股蓝 *Gymostemma pentaphyllum*（Thunb.）Makino 的全草。

▶**形态**　多年生草质攀缘藤本。茎细长，有纵向细棱，有短柔毛或近无毛。叶互生，鸟足状，有小叶3～9片，通常5～7片；小叶片卵状长圆形或披针形，中央小叶长3～10 cm，宽1.5～3 cm，侧生小叶较小，先端尖，基部狭，边缘有锯齿，上面有疏的短柔毛或近无毛，下面近无毛，叶柄长3～7 cm，有短柔毛或近无毛；卷须侧生于叶柄基部，通常2歧分枝，无毛或基部有短柔毛。花小，淡绿色或白色，雌雄异株；圆锥花序顶生或腋生；花萼5裂；花冠5深裂，裂片长约3 mm，宽约1 mm，里面有毛，边缘有毛状小齿；雄蕊5枚，花丝合生呈柱状。果实球形，肉质，不开裂，直径约6 mm，成熟时黑色，光滑无毛；果梗长不到5 mm。花、果期3～12月。

▶**生境分布**　生于较阴湿的山谷、山坡林下、灌丛或草丛中。分布于我国陕西、江苏、浙江、江西、安徽、福建、台湾、湖北、湖南、广东、广西、海南、四川、贵州、云南等省（区）；越南、老挝、缅甸、马来西亚、印度尼西亚、斯里兰卡、孟加拉、尼泊尔、印度、新几内亚、朝鲜、日本等地也有分布。

▶**采收加工** 夏、秋季采收，除去杂质，晒干。用时洗净，切碎。

▶**性味功效** 苦、微甘，寒。清热解毒，祛痰止咳，降脂降糖，抗癌抑癌。

▶**用量** 6～10 g。

▶**验方** 1. 肺癌：绞股蓝、白英（茄科）各30 g，鱼腥草（三白草科）、蛇莓（蔷薇科）、四叶参（桔梗科羊乳）、半枝莲（唇形科）各15 g。水煎服。

2. 肝癌：绞股蓝、白花蛇舌草各60 g，凤尾草、龙葵、半枝莲各30 g，丹参、郁金、黄芪各10 g。水煎服。

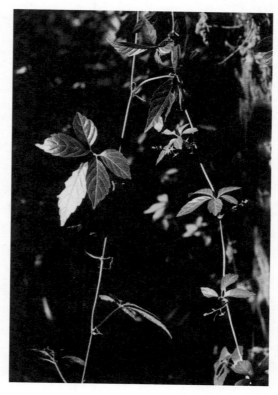

▶**附注** 绞股蓝含82种皂苷，均为达玛烷型四环三萜皂苷，其中只有Rb_1、Rb_3、Rd、$F_2$4种为人参皂苷，还含绞股蓝多糖（由葡萄糖、半乳糖、鼠李糖等缩合而成）以及人参二醇、2α-羟基-人参二醇、$2\alpha,19$-二羟基-12-去氧人参二醇、绞股蓝酮苷A、芦

丁、商陆苷、丙二酸、绞股蓝皂苷TN-1和TN-2、绞股蓝皂苷XLⅡ和XLⅢ、商陆黄素、绞股蓝苷元、α-波甾醇、饱和脂肪酸混合物等。还含Fe、Zn、Cu、Mo、Mn、Mi、Ni、Cr、V、Se、Si等人体必需的微量元素。

药理研究证实，绞股蓝总皂苷对Lewis肺癌原位肿瘤生长及肺转移均有抑制作用，还具有抑制肝癌细胞的生长及DNA、RNA和蛋白质合成，并观察到加绞股蓝总皂苷（gypenosides，GP）组癌细胞中DNA、RNA含量明显减少。绞股蓝粗多糖具有明显的抗癌活性。此外，绞股蓝总皂苷还有降血脂，抗氧化，抗衰老，降糖，保肝和预防动脉硬化形成，增强免疫作用，对血栓形成有抑制作用，对心肌缺血和脑缺血有保护作用。

莪 术

▶来源　姜科植物蓬莪术 *Curcuma phaeocaulis* Valeton 的根茎。此外，郁金（块根中药名）也入药。

▶形态　多年生直立草本，高约1 m。根茎粗壮，肉质，外皮淡黄色或白色，内面黄色，有樟脑般香气；根细长，末端常膨大呈纺锤形或长卵形的块根（即中药郁金）。单叶基生；叶片直立，椭圆状长圆形，长25～35 cm，宽10～15 cm，先端尖，基部狭，上面中部常有紫斑，边缘全缘，两面均无毛；叶柄长8～20 cm。春季开花，花葶由根茎抽出，先叶而生，长10～20 cm；穗状花序长10～18 cm，宽5～8 cm，圆柱状；苞片卵形或倒卵形，下部绿色，顶部红色；花萼白色；花冠管长约2.5 cm，裂片3片，长约2 cm，黄色；唇瓣黄色，长约2 cm，倒卵形，顶端微缺；发育雄蕊1枚。果实卵状三角形，光滑。花、果期3～6月。

▶生境分布　栽培植物或野生于阴湿地、山间草地、沟边。分布于我国江西、福建、台湾、湖南、广东、广西、海南、四川、云南等省（区）；印度至马来西亚等地也有分布。

▶**采收加工** 冬季叶枯萎后采，洗净，除去须根，将根茎与块根分开蒸或煮至透心，晒干。用时洗净，润透，切薄片，晒干。

▶**性味功效** 莪术：苦、辛，温。行气破血，消积止痛，抗癌。郁金：辛、苦，寒。行气化瘀，清心解郁，利胆退黄。

▶**用量** 3～10 g。

▶**禁忌** 孕妇及月经量过多者忌用。

▶**验方** 1. 早期子宫颈癌：用莪术挥发油水溶液及乳油液10～30 ml，在病灶局部每日注射，同时取莪术（醋制）、三棱（醋制）各10 g。水煎服；还可用莪术挥发油软膏外敷患处。

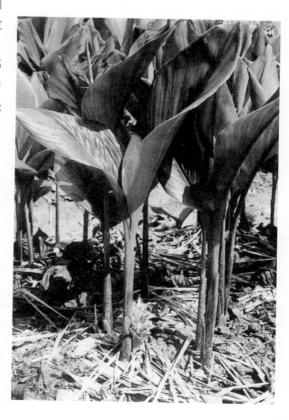

2. 肝癌：①郁金、丹参、黄芪、香附各10 g，生晒参3 g（另煎，冲服），炙鳖甲15 g。水煎服。同时取全蝎、蜈蚣、水蛭、僵蚕、蟑螂、蝙蝠、五灵脂各等量研细粉，每次服3 g，每日服2次。②郁金、生地黄、泽泻、炙鳖甲各15 g，白花蛇舌草（茜草科）、铁树叶（苏铁科）、大枣各30 g，高丽参（或红参）3 g（另煎，冲服）。水煎服。

3. 外阴癌、皮肤癌：莪术（醋制）、三棱（醋制）各15 g。水煎服。

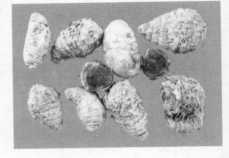

4. 内脏癌肿：莪术60 g（醋煮），木香30 g。共研细粉，每次服1.5 g，淡醋汤送服。

5. 子宫肌瘤：莪术、三棱、当归各10 g，黄芪30 g，水蛭、海藻、血竭各6 g，桃仁15 g，制附片6 g，肉桂6 g（另包，冲服），醋制大黄6 g。水煎服。

▶附注　蓬莪术的根茎和块根均含有挥发油。根茎挥发油含莪术烯醇、异莪术烯醇、吉马酮、莪术酮、莪术二酮、β-榄香烯等67种化合物。郁金（块根）挥发油含2-蒈烯、3-蒈烯、四甲基呱啶、水合莰烯、乙酸冰片酯、乙酸异冰片酯、榄香素、异榄香素、倍半水芹烯、二苯胺、β-桉叶油烯、阿特兰酮、黄根醇、红没药酮等57种化合物。

药理研究证实，莪术油有抗肿瘤作用，对小鼠宫颈癌和艾氏腹水癌有抑制作用。莪术水提取物能抑制小鼠移植肿瘤宫颈癌U_{14}生长。莪术油毒副作用较小，可使肺腺癌（LA-795）放射治疗效果提高42%，达到中等增敏作用。莪术油还能明显增强机体免疫功能。

夏 枯 草

▶来源　唇形科植物夏枯草 *Prunella vulgaris* L. 的果穗或带果穗全草。

▶形态　多年生直立草本，高15～30 cm。全株有白色柔毛。茎四方形，红紫色或绿色。单叶对生，下部的有长柄，上部的近无 柄；叶片卵形或椭圆状披针形，长2.5～5 cm，宽1～2 cm，先端尖，基部狭，边缘有微波状齿或近全缘，两面均有毛，下面有腺点。花紫色或白色；轮伞花序生于枝顶，集成穗状，呈圆柱形，长1.5～8 cm，直径1～1.5 cm；苞片肾形，边缘紫色，每苞片内有花3朵；花萼唇形，5齿裂；花冠唇形，长14 mm，外面有毛；雄蕊4枚。果实裂为4枚小坚果，小坚果长椭圆形，有3棱。花、果期5～8月。

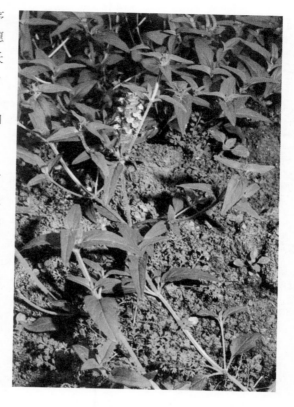

▶**生境分布**　生于山坡草地、溪边、路边湿草地、村落旷地。分布于我国各地；亚洲、欧洲、美洲、非洲北部、大洋洲也有分布。

▶**采收加工**　夏季采收，除净杂质，晒干。用时洗净，切短段。性味功效辛、苦，寒。清火、明目、散结，消肿，抗癌，降压。

▶**用量**　10～15 g。

▶**验方**　1. 子宫癌：①夏枯草研细粉。每次服6 g，每日服3次，米汤送服，饭前服。②夏枯草、千年不烂心（茄科）、荠菜各30 g。水煎服。

2. 直肠癌：夏枯草、蒲公英（菊科）、金银花（忍冬科）各15 g。水、酒各半煎服。

3. 鼻咽癌，淋巴腺癌肿：①夏枯草50 g，黄糖25 g。水煎服，每日服1剂，须连续服药，不宜中断。②夏枯草180 g，水煎，空腹服。虚甚者，煎汁熬膏服，兼外涂患处，并服中药成药"十全大补丸"，用香附、浙贝母、远志各10 g，水煎汤送服药丸。

4. 肿瘤：夏枯草、薜荔全草及果（桑科）、铁线草（铁线蕨科扇叶铁线蕨）各100 g。水煎服，另取药汁外涂患处。

5. 乳癌：夏枯草15 g，瓜蒌30 g，当归、白芍、清半夏、白术、茯苓各10 g，柴胡、陈皮各6 g，甘草3 g。水煎服。

6. 肝癌：夏枯草12 g，白花蛇舌草120 g，蒲公英、紫花地丁、茵陈各30 g，昆布、海藻、败酱草（败酱科）、旋覆花（布包煎）、炙鳖甲各15 g，赤芍、炒槐角、煨三棱各10 g。水煎服。

▶附注　夏枯草含夏枯草皂苷A、夏枯草皂苷B、β-香树脂醇、α-波甾醇、豆甾醇、豆甾-7-烯-3β-醇、乌苏酸、槲皮素、槲皮素-3-O-β-D-半乳糖苷、2α,3α-二羟基乌苏-12-烯-28-酸、咖啡酸乙酯、齐墩果酸、咖啡酸、豆甾-7，22-二烯-3-酮、β-谷甾醇、胡萝卜苷、齐墩果烷-12-烯-28-醛-3β-羟基、乌索烷-12-烯-28-醛-3β-羟基、齐墩果烷-12-烯-3β,28-二羟基、乌索烷-12-烯3β,28-二羟基、伞形酮、莨菪亭、七叶苷元、芦丁、木犀草素、异红草素、（13S,14R）-2α、3α,24-三羟基-13、14-环-齐墩果烷-11-烯-28-酸、2α,3α-二羟基-乌索烷型-12,20（30）-二烯28酸、2α,3α,24-三羟基-乌索烷型-12,20（30）-二烯-28-酸、2α,3α,24-羟基-齐墩果烷型-11,13（18）-二烯-28-酸、2α,3α,24-三羟基-齐墩果烷型-12-烯-28-酸、油酸、亚油酸、月桂酸、棕榈酸、肉豆蔻酸、硬脂酸、十四烷酸。夏枯草挥发油的主要成分有1,8-桉油精（44.827%）、β-蒎烯（15.736%）、乙酸芳樟酯（4.187%）、α-蒎烯（3.357%）等23种成分。

药理研究证实，夏枯草有抗肿瘤、抗菌、降血糖、降压等作用，对流感病毒有抑制作用，对金黄色葡萄球菌、痢疾杆菌等有抑菌作用。

鸭 跖 草（竹壳菜）

▶**来源**　鸭跖草科植物鸭跖草 *Commelina communis* L. 的全草。

▶**形态**　一年生卧地草本。茎圆柱形，肉质，节上生根，嫩茎斜升，有短柔毛。单叶互生；叶片披针形或卵状披针形，长3～9 cm，宽1.5～2 cm，两面均无毛，基部下延成叶鞘，叶鞘边缘全缘，有短柔毛。花深蓝色；聚伞花序生于叶腋，由叶状总苞片托住；叶状总苞片卵状心形，长约2 cm，顶端急尖，边缘有毛，有长1.5～4 cm的柄；萼片3片，长约5 mm；花瓣3片，长约1 cm；发育雄蕊3枚，花丝无毛。蒴果椭圆形，长5～7 mm，2室，每室有种子2粒。种子长约3 mm，有小窝点。花、果期6～10月。

▶**生境分布**　生于潮湿的沟边、田边、路边、草地上。分布于我国辽宁、吉林、黑龙江、甘肃、河北、山东、河南、江苏、浙江、江

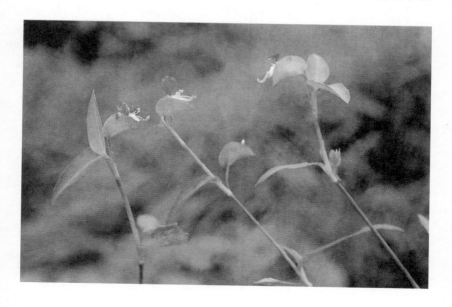

西、安徽、福建、台湾、湖北、湖南、广东、广西、海南、贵州、四川、云南等省（区）；越南、朝鲜、日本、俄罗斯远东地区、北美等地也有分布。

▶**采收加工** 夏、秋季采收，除去杂质，晒干。用时洗净，切碎。

▶**性味功效** 甘、淡、寒。清热凉血，抗菌消炎，镇痛，止咳。

▶**用量** 30～60 g。

▶**验方** 鼻咽癌：①鸭跖草、枸杞根（茄科）各30 g，魔芋（天南星科）30 g（先煎），七叶一枝花（百合科或延龄草科）15 g。魔芋加水先煎2小时，再加入其他药同煎，过滤，取滤汁服。连服7～10日为1个疗程。②鸭跖草100 g，蒲葵子（捣碎）、瘦猪肉各30 g。水煎服。连服5～7日为1个疗程。

▶**附注** 鸭跖草全草含飞燕草苷、正三十烷醇、对-羟基桂皮酸、D-甘露醇、胡萝卜苷、淀粉、黏液质。花瓣含飞燕草苷、阿伏巴苷、鸭跖草蓝素、鸭跖黄亭、獐牙菜辛、黏液质等。鲜花中由含黄酮苷、鸭跖草黄素、蓝鸭跖草苷和黄鸭跖草苷组成的蓝色色素。

药理研究证实，鸭跖草水煎剂有明显的镇痛、消炎作用，对金黄色葡萄球菌、白色念珠菌、枯草杆菌、八联球菌和鼻病毒N_9株均有抑制作用。鸭跖草所含的对-羟基桂皮酸有抗菌作用、D-甘露醇有止咳作用。

凉粉草

▶**来源** 唇形科植物凉粉草 *Mesona chinensis* Benth. 的全草。

▶**形态** 一年生草本，高30～50 cm。茎四方形，直立或斜升，下部常伏地，有疏长柔毛。单叶对生；叶片狭卵形或宽卵形，长2～5 cm，宽2～3 cm，边缘有锯齿，两面均有毛，侧脉每边5～9条，揉碎后有黏手感。花小，紫色或淡红色，轮伞花序多花，再组成顶生总状花序；苞片卵形；花萼5齿裂呈唇形，长约2.5 mm，外面有长柔毛，上唇3裂，中裂片特大，下唇全缘截形，偶有微缺；花冠唇形，长约3 mm，外面有短毛，上唇有4齿，侧齿较长，中间2齿不明显，下唇舟状，较长，全缘；雄蕊4枚。果为4个小坚果，小坚果长圆形，黑色，光滑或有点状皱纹。花、果期4～11月。

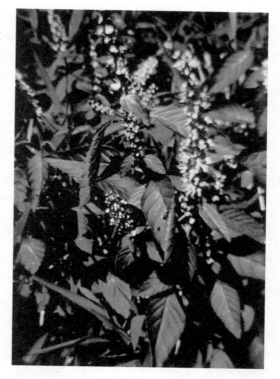

▶**生境分布**　生于坡地、沟谷草丛中、疏林斜坡湿地，或栽培。分布于浙江、台湾、江西、广东、广西、海南等省（区）。

▶**采收加工**　夏、秋季采收，除净杂质，晒干。用时洗净，切碎。地上部分（枝叶）晒干水煎取汁，加入大米浆调匀煮熟，冷却后呈黑色胶状物，质韧而软，称凉粉，故名凉粉草，以糖拌之，可作暑天解渴品食用。

▶**性味功效**　甘、淡，凉。清热利湿，凉血，解暑，降压，抗癌。

▶**用量**　15～30 g。

▶**验方**　1.鼻咽癌：①凉粉草60 g。水煎代茶常服。②凉粉草、半枝莲（唇形科）各30 g，白花蛇舌草（茜草科）60 g。水煎代茶常服。

2.直肠癌：凉粉草、白茅根、白花蛇舌草各30 g。水煎服。

▶**附注** 凉粉草含植物胶、齐墩果酸（oleanolic acid）、槲皮素（quercetin）、β–谷甾醇、豆甾醇、β–谷甾醇葡萄糖苷。

药理研究证实，槲皮素有较强抗癌活性，槲皮素还有抗细菌，抗病毒，抗血小板聚集作用。

浙 贝 母（浙贝、象贝、大贝、珠贝）

▶**来源** 百合科植物浙贝母 *Fritillaria thunbergii* Miq. 的鳞茎。

▶**形态** 多年生直立草本，高50～80 cm。鳞茎由2或3枚鳞片组

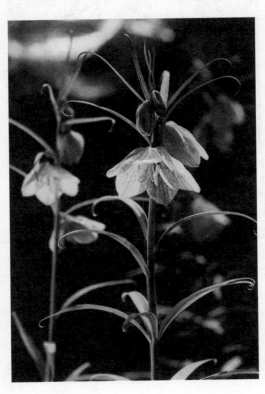

成，直径1.5～3 cm，深埋土中。茎圆柱形，无毛。单叶，在最下面的对生或散生，向上兼有散生、对生、轮生；叶片条形或披针形，长7～11 cm，宽1～2.5 cm，先端不卷曲或稍卷曲，边缘全缘，两面均无毛。花淡黄色，有时带淡紫色，1～6朵俯垂，顶生或腋生，顶生的花有3～4枚叶状苞片，其余的有2枚苞片，苞片先端卷曲；花被片6片，长2.5～3.5 cm，宽约1 cm，花被片上的蜜腺窝在背面不很明显；雄蕊6枚。蒴果长约2 cm，宽约2.5 cm，有6棱，棱

上有翅，翅宽6～8 cm。种子边缘有狭翅。花、果期3～5月。

▶生境分布　生于山地阴湿处，竹林 下，或栽培。分布于我国江苏、浙江、湖南等省；日本也有分布。

▶采收加工　初夏植株枯萎时采，洗净，大小分开，大者除去芯芽，习称大贝，小者不去芯芽，习称珠贝，分别撞擦以除去外皮，拌以煅过的贝壳粉，吸去擦出的浆汁，晒干。用时洗净，切碎。

▶性味功效　苦，寒。清热化痰，开郁散结。

▶用量　5～10 g。

▶验方　1. 肺癌：①浙贝母10 g，半枝莲（唇形种）、鱼腥草（三白草科）各30 g，金钱草、天冬、皂角刺各15 g。水煎服。②浙贝母、党参、半夏、柑橘叶、蜂房各10 g，薏苡仁30 g，桔梗、陈皮、甘草各5 g。水煎服。痰多加竹沥、杏仁、半夏各10 g；咳嗽加枇杷叶10 g；咳血加白茅根30 g，茜草、藕节、侧柏叶各15 g；胸痛加瓜蒌、延胡索各10 g；气急加紫苏子10 g；阴虚加沙参、麦冬各10 g，同煎服。

2. 乳癌：①浙贝母、核桃夹（又名分心木，果核内木质隔膜）、金银花、连翘各10 g。酒、水煎服。②浙贝母15 g，熟地黄30 g，鹿角胶10 g（另包，溶化，冲服），白芥子6 g，肉桂（另包，研粉，沸开水泡，冲服）、甘草各3 g，麻黄、姜炭各2 g。水煎服。

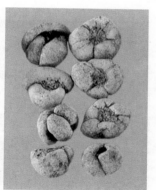

3. 鼻咽癌：浙贝母研细粉。每次服6 g，开水送服，每日服3次。

▶附注　浙贝母鳞茎含浙贝甲素、浙贝乙素、浙贝丙素、浙贝宁、浙贝母辛、对映-贝壳杉烷-16β、17-二醇、β-谷甾醇、胡萝卜素等。

药理研究证实，浙贝母具有阿托品样和降压作用。

黄毛耳草

▶**来源**　茜草科植物金毛耳草 *Hedyotis chrysotricha* （Palib.）Merr. 的全草。

▶**形态**　多年生卧地草本。茎有棱角，密生金黄色长柔毛，节上生须根，嫩茎近圆柱形。单叶对生；叶片卵形或椭圆形，长1～2 cm，宽6～10 mm，先端尖，基部宽楔形，边缘全缘，侧脉每边2～3条，两面均有金黄色柔毛，叶脉上的毛较密；叶柄短，有金黄色柔毛；托叶基部合生，有金黄色柔毛，上部有长凸尖，边缘有疏齿。花小，白色或淡紫色，近于无花梗；1～3朵丛生于叶腋；萼筒球形，4裂，裂片披针形，比萼筒长；花冠漏斗形，长约6 mm，4裂，裂片近无毛；雄蕊4枚，内藏。蒴果扁球形，直径约2 mm，有疏毛，顶部有宿存的萼裂片。种子多数。花期6～7月，果期8～9月。

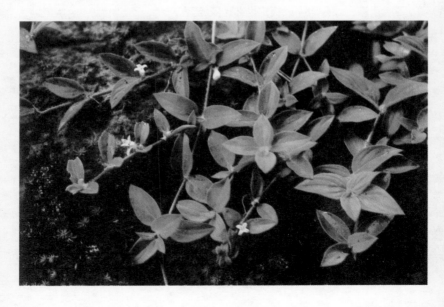

►**生境分布** 生于田埂、路边湿润处，山谷林下，山地灌丛中。分布于江苏、浙江、江西、安徽、福建、台湾、湖北、湖南、广东、广西、海南等省（区）。

►**采收加工** 夏、秋季采收，除去杂质，晒干。用时洗净，切短段。

►**性味功效** 微苦、微辛，平。清热除湿，消肿止痛。

►**用量** 15～30 g。

►**验方** 1. 胃癌：①黄毛耳草、蛇莓（蔷薇科）各15 g，白英（茄科）、龙葵（茄科）各30 g。水煎服。②黄毛耳草60 g，菝葜（百合科或菝葜科）120 g。水煎服。③黄毛耳草、半枝莲（唇形科）、鬼针草（菊科）各30 g，龙葵、白英各60 g，蛇莓25 g。水煎服。

2. 子宫癌：黄毛耳草、蛇莓各15 g，白英、龙葵、大蓟根（菊科）、铁扫帚（豆科或蝶形花科）各30 g。水煎服。

3. 子宫颈癌：黄毛耳草、龙葵、白英、半边旗（凤尾蕨科）、大蓟根各30 g，铁扫帚50 g，蛇莓25 g。水煎服。

4. 直肠癌：黄毛耳草、半枝莲各30 g。水煎代茶常饮。愈后仍须继续服半年。

5. 胰腺癌：黄毛耳草、蛇莓、白英、龙葵、半边旗（或凤尾草）、苏铁叶（苏铁科）或红铁树叶（龙舌兰科朱蕉）各30 g，白花蛇舌草60 g，石上柏（卷柏科薄叶卷柏）25 g。水煎服。

6. 声带肿瘤：黄毛耳草、白英、龙葵、野荞麦根（蓼科）各30 g，蛇莓25 g，麦冬、玄参、小石韦（水龙骨科越南石韦）各15 g。水煎服。

7. 食道癌：黄毛耳草、半枝莲、龙葵、白英各30 g，枸橘叶（芸香科枳）、威灵仙（毛茛科）各15 g。水煎服。

8. 胃癌、食道癌：鲜黄毛耳草150 g。捣烂取汁，同人乳汁、羊乳汁调匀服。

►**附注** 黄毛耳草全草含车叶草苷、鸡矢藤苷甲酯、车叶草酸、去乙酰车叶草酸、去乙酰车叶草苷、马钱子素、乙酰鸡矢藤苷甲酯、耳草苷、6β-羟基京尼平、6'-乙酰车叶草苷、β-谷甾醇、熊果酸、齐墩果酸、白桦脂酸、棕榈酸十六醇酯、三十二羧酸、黄毛耳草蒽醌、紫丁香脂素、6-甲氧基-7-羟基香豆素、咖啡酸、东莨菪内酯、2,6-二甲氧基对苯醌、七叶内酯、异落叶松树脂醇、胡萝卜苷、异鼠李素-3-芸香糖苷、水仙苷、芦丁。

野 菊 花

▶**来源** 菊科植物野菊 *Dendranthema indicum* （L.） Des Moul. 的头状花序。

▶**形态** 多年生草本。茎有疏柔毛，基部多卧地，上部直立或斜升，多分枝。单叶互生；叶片卵形、长卵形或椭圆状卵形，长3～7 cm，宽2～4 cm，羽状半裂或浅裂，或分裂不明显而边缘有浅锯齿，裂片顶端尖，两面有疏毛，下面毛较密。花黄色；头状花序直径1.5～2.5 cm，在枝顶排列成伞房状；边缘的花舌状，舌片长10～13 mm，顶端全缘或2～3齿裂；中央的花管状，全部黄色；雄蕊5

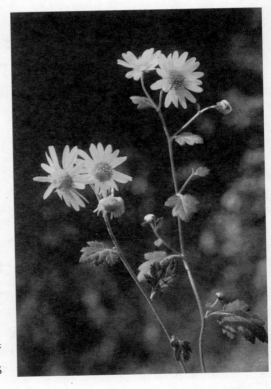

枚，花药连合。瘦果倒卵形，黑色，无毛，顶端无冠毛。花、果期6～11月。

▶**生境分布** 生于山野灌丛中，林边、沟边、村边、田边水湿地、杂草丛中，滨海盐渍地。分布于我国东北、华北、华东、华南、西南各省（区）及陕西、甘肃、宁夏、河南；印度、朝鲜、日本、俄罗斯等地也有分布。

▶**采收加工** 秋、冬季花初开时采，晒干或蒸后晒干。用时洗净。

▶**性味功效** 苦、辛，微寒。清热解毒，降压，抗菌消炎，抗癌。

▶**用量** 10～15 g。

▶**验方** 1. 子宫颈癌，乳腺癌，乳腺良性瘤：野菊花、白花蛇舌草（茜草科）、六棱菊（菊科）、羊耳菊（菊科）各30 g，甘草6 g。水煎，冲白糖适量服。

2. 胰腺癌：野菊花15 g，青黛、人工牛黄各12 g，紫金锭6 g。共研细粉，每次服3 g，每日3次，温开水冲服。

3. 肝癌：野菊花、金银花、紫草根、郁金各60 g，七叶一枝花（百合科或延龄草科）120 g，牡丹皮35 g，昆布50 g，人工牛黄25 g，紫金锭15 g。共研细粉，每次服5 g，每日3次，温开水冲服。

▶**附注** 野菊花的头状花序含野菊花醇、胡萝卜苷、豚草素、金合欢素、1-单山俞酸甘油酯、棕榈酸、正二十八烷醇、刺槐苷、木犀黄酮苷、菊苷、菊色素、多糖、香豆精类、野菊花内酯、刺槐素、木犀草素、蒙花苷、挥发油。

野菊花头状花序挥发油共含50种有机化合物，含量最高的化合物有侧柏酮、樟脑、龙脑、1,8-桉叶油素、2-蒎烯、桧烯、莰烯、异侧柏酮、马鞭草烯酮、顺-甲酸香芹醇、胡椒酮、百里香酚、芳姜黄烯等，总黄酮含量为5.50%。挥发油中蓝色成分为1-甲基-7-异丙基奥、八氢化奥类和甲撑六氢化奥类。

药理研究证实，野菊花对鼠艾氏腹水肿瘤、鼠肝癌细胞及人肺癌细胞有抑制作用，对金黄色葡萄球菌、白色葡萄球菌、肺炎双球菌、乙型链球菌等有抑菌作用，还有抗氧化和抗血小板聚集以及降压作用。

蛇 莓（落地杨梅、地莓）

▶**来源** 蔷薇科植物蛇莓 *Duchesnea indica*（Andr.）Focke 的全草。

▶**形态** 多年生草本。根茎粗短。茎卧地生长，有柔毛，着地茎节生根。掌状复叶互生，有小叶3片；小叶片倒卵形或卵圆形，长2～3.5 cm，宽1～3 cm，边缘有锯齿，两面均有柔毛，下面毛较密；托叶长5～8 mm。花黄色，直径1.5～2.5 cm，单朵生于叶腋；萼片5片，卵形；副萼片5片，倒卵形，比萼片长，顶端通常3～5裂，很少全缘；花瓣5片，倒卵形，雄蕊多数，雌蕊多数；花托半球形，海绵质，在结果期增大，鲜红色，直径10～20 mm。聚合果球形或椭圆形，由许多长

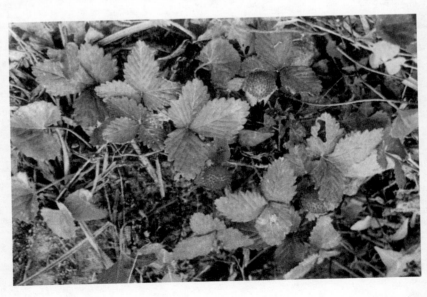

约1.5 mm的小瘦果组成，成熟时红色，味微甜可食，基部有宿存的萼片。花期6～8月，果期8～10月。

▶**生境分布** 生于平地、田边、草地、荒野、山坡、沟边、村边较湿润处。分布于我国辽宁、宁夏、河北、河南、江苏、浙江、江西、安徽、福建、台湾、湖北、湖南、广东、广西、海南、云南、四川、贵州等省（区）；印度、印度尼西亚、阿富汗、日本以及欧洲、美洲等地也有分布。

▶**采收加工** 夏、秋季采收，除净杂质，晒干。用时洗净，切碎。

▶**性味功效** 甘、酸，寒；有小毒。清热凉血，消肿散结，抗肿瘤。

▶**用量** 10～15 g。

▶**验方** 1. 肺癌：蛇莓、鱼腥草（三白草科）、四叶参（桔梗科羊乳）、杏香兔儿风（菊科）各15 g，白英30 g。水煎服。

2. 乳腺癌：①蛇莓、七叶一枝花（百合科或延龄草科）、薜荔果（桑科）各15 g，蒲公英（菊科）、龙葵（茄科）、白英（茄科）各30 g。水煎服。痛加苦楝子15 g，乌药10 g（或延胡索15 g）；糜烂加银花藤（忍冬藤）30 g，同煎。②蛇莓、蒲公英、龙葵、白英各30 g，柑橘叶（芸香科）、薜荔果各15 g，七叶一枝花10 g。水煎服。③蛇莓、七叶一枝花各15 g，龙葵、白英、蒲公英各30 g。水煎服，连服10日为1个疗程。

3. 食道癌：①蛇莓1 5 g，白英、龙葵各30 g。水煎服。连服10日为1个疗程。②蛇莓、鬼针草（菊科）、枸橘叶（芸香科枳）各15 g，龙葵、白英各30 g。水煎服。连服10日为1个疗程。

4. 肝癌：①蛇莓、半边莲（桔梗科或半边莲科）各15 g，白英、连钱草（唇形科）、龙葵各30 g。水煎服。黄疸，加阴行草（玄参科）30 g，马蹄金（旋花科）15 g；腹水，加车前草、葫芦瓢（葫芦科葫芦的果皮）各30 g，同煎。肝区痛、局部肿块，取七叶一枝花适量研细粉，用高粱酒调敷患处。②蛇莓、半枝莲（唇形科）各15 g，龙葵、白英各30 g，徐长卿10 g。水煎服。连服10日为1个疗程。

5. 膀胱癌：①蛇莓、乌蔹莓（葡萄科）各15 g，萹蓄（蓼科）、连钱草、薏苡根（禾本科）、龙葵、白英各30 g。水煎服。小便不利，加车前草30 g，同煎。②蛇莓15 g，土茯苓、龙须草（灯心草科野灯心草）、龙葵、白英各30 g，海金沙10 g（布包煎）。水煎服。适用于兼有小便刺痛者。

6. 胃癌：蛇莓、半枝莲、黄毛耳草（茜草科）各25 g，龙葵、白英各30 g。水煎服。

7. 皮肤癌：蛇莓、半枝莲、银花藤、苍耳草（菊科）、葎草（大麻科）各30 g，土茯苓25 g，土大黄（蓼科）15 g，徐长卿（萝摩科）、七叶一枝花各10 g，甘草6 g。水煎服。

8. 声带癌：①蛇莓、黄毛耳草、野荞麦根（蓼科）各15 g，龙葵、白英各30 g，麦冬、小石韦（水龙骨科）各12 g。水煎服，每日服2剂。②蛇莓、玄参、麦冬各15 g，半枝莲、枸杞根（茄科）、龙葵、白英各30 g。水煎服。

9. 阴茎癌：蛇莓、半枝莲、土茯苓、七叶一枝花、银花藤、葎草各15 g，白英30 g。水煎服。

10. 骨癌：蛇莓、土茯苓、猪殃殃（茜草科）各15 g，苍耳草、枸骨根（冬青科）、龙葵、白英各30 g。水煎服。

11. 淋巴肉瘤：蛇莓15 g，黄独（薯蓣科）、龙葵、白英、海藻（马尾藻科）、蒲黄根（香蒲科）各30 g。水煎服。

▶附注　蛇莓全草含蛇莓苷A、蛇莓苷B、3β-羟基-乌苏烷-12-烯-28-羧酸、$2\alpha,3\beta,19\alpha$-三羟基-乌苏烷-12-烯-28-羧酸、$2\alpha,3\alpha,19\alpha$-三羟基-乌苏烷-12-烯-28-羧酸-28-O-β-D-吡喃葡萄糖苷、2α-3α-19α-三羟基-乌苏酸-12-烯-28-羧酸-28-O-β-D-吡喃葡萄糖苷、富马酸、富马酸单甲酯、胡萝卜苷、短叶苏木酚。山奈苷、19-羟基乌苏酸、乌苏酸、蓝花楹酸、β-谷甾醇。

药理研究证实，蛇莓对金黄色葡萄球菌、脑膜炎双球菌、痢疾杆菌、伤寒杆菌、白喉杆菌均有抑制作用。蛇莓水提浸膏对小鼠S_{180}、

H_{22}、S_{37}有明显的抑瘤作用，5.2 g/kg对S_{37}抑瘤率为70%，104 g/kg对S_{180}、H_{22}的抑瘤率为59%和31%，对3种人体消化道肿瘤人体肝癌（7721）、胃癌（7901）、食管癌（Eca109）有显著杀伤作用，蛇莓水提浸膏0.4 mg/ml的杀伤率均为100%。

蛇葡萄根（山葡萄根、野葡萄根）

▶**来源** 葡萄科植物蛇葡萄 *Ampelopsis sinica* （Miq.）W.T.Wang的根。

▶**形态** 落叶攀缘藤本。根肥厚，外皮黄白色，断面红色，嚼之麻舌。嫩枝有短柔毛。单叶互生；叶片阔卵形，长和宽均为3.5～8 cm，顶端尖，基部心形或截形，不分裂或有时3～5浅裂，边缘有锯齿，上面无毛，下面无白粉，沿叶脉有短柔毛；卷须与叶对生，上部分叉。花小，黄绿色；聚伞花序与叶对生，通常比叶短，有短柔毛；

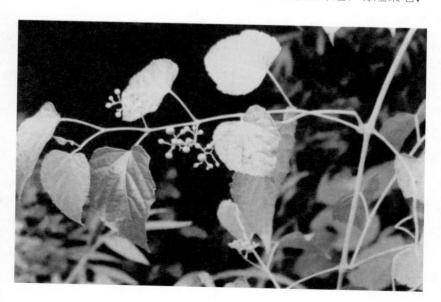

花萼5裂；花瓣5片，分离，花开时扩展；雄蕊5枚。果实近球形，直径5～8 mm，成熟时紫色或蓝紫色，不能食。

▶**生境分布**　生于山坡、沟谷、林边疏林下、路边灌丛中。分布于我国河南、江苏、浙江、江西、安徽、福建、台湾、广东、广西、海南、湖北、湖南、四川、贵州等省（区）；越南、菲律宾、日本等地也有分布。

▶**采收加工**　秋季采收，洗净，趁鲜切片，晒干。用时洗净，切碎。

▶**性味功效**　辛、苦，凉；有小毒。清热解毒，散瘀消肿，止血，止痛。

▶**用量**　15～30 g。

▶**验方**　1. 乳腺癌：蛇葡萄根、猕猴桃根（猕猴桃科）各30 g，八角莲（小檗科）、生天南星各3 g。水煎服。

2. 子宫体癌：①蛇葡萄根30 g。水煎服。②蛇葡萄根、黄毛耳草（茜草科）各15 g，龙葵（茄科）、白英（茄科）、蛇莓（蔷薇科）各30 g。水煎服。

3. 胃癌：蛇葡萄根、半枝莲（唇形科）、水杨梅根（茜草科）、猕猴桃根（另包，先煎2小时）各60 g，半边莲（桔梗科或半边莲科）、凤尾草（凤尾蕨科）、白茅根各15 g。水煎服。

4. 体表癌肿：鲜蛇葡萄根适量。捣烂外敷患处。

▶**附注**　蛇葡萄根含β-香树脂醇、白桦脂醇、香草酸、没食子酸乙酯、山奈酚、香橙素、藜芦醇、3,5-二甲氧基-4-羟基苯甲酸、羽扇豆醇、β-谷甾醇、胡萝卜苷、儿茶素、（+）-catechin 3′-O-gallate、（+）-catechin 4′-O-gallate、蔗糖、棕榈酸、3-羟基（3β,24S）-5烯豆甾烷、没食子酸、ampelopsin D、ampelopsin E、ampelopsin H、pallidol、（−）-epicatechin、resveratroloside、piceid、cis-piceid、没食子酸儿茶素酯。

药理研究证实，蛇葡萄根提取物有抗鸭乙肝病毒（DHBV）、促进肝细胞修复、降酶保肝的作用。蛇葡萄根有保护肝细胞的作用，可显著降低四氯化碳和半乳糖胺所致升高的谷丙转氨酶，还有止血作用。对金黄色葡萄球菌、痢疾杆菌、溶血性链球菌、伤寒杆菌、绿脓杆菌有抑菌作用。

银 花 藤（金银花藤）

▶**来源**　忍冬科植物红腺忍冬 *Lonicera hypoglarca* Miq. 的藤叶。此外，花蕾或初开的花（金银花）也可入药。

▶**形态**　多年生常绿藤本，嫩枝圆柱形，密生短柔毛。单叶对生；叶片卵形或卵状长圆形，长6～9 cm，宽2.5～4 cm，边缘全缘，两面均有疏柔毛，下面有桔黄色或桔红色腺点；叶柄短，有柔毛。花初开时白色，后变黄色，长3.5～4 cm，2朵或多朵生于侧生短枝叶腋，或于小枝顶端集合成总状；苞片条状披针形，与萼筒几乎等长；小苞片卵圆形，长为萼筒的1/3，边缘有毛；萼筒无毛，5裂，裂片仅边缘有毛；花冠5裂呈唇形，上唇4裂，外面有微伏毛和橘黄色或橘红色腺点；雄蕊5枚，无毛。果实圆球形，直径约8 mm，成熟时黑色。花期4～5月，果期7～11月。

▶**生境分布**　生于山地灌丛中、林边、疏林下。分布于我国浙江、江西、安徽、福建、台湾、湖北、湖南、广东、广西、海南、四川、贵州、云南等省（区）；越南、老挝、缅甸、日本等地也有分布。

▶**采收加工**　藤叶：夏、秋季采收，除去杂质，鲜用或晒干。花：初夏花开放前采，干燥，或用硫黄熏后干燥。用时洗净，藤叶切碎。

▶**性味功效**　甘，寒。清热解毒，抗菌，消炎，止血。

▶**用量**　藤叶：15～30 g。花：6～15 g。

▶**验方**　1. 直肠癌：①银花藤、白花蛇舌草、龙葵（茄科）、大血藤（大血藤科）各30 g，半枝莲（唇形科）、紫花地丁（堇菜科）各

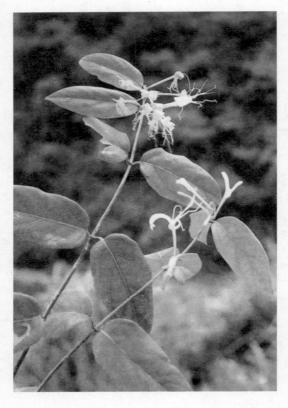

15 g。水煎服。②金银花、土茯苓、白茅根、龟板各15 g，白花蛇舌草30 g，蒲公英、墨旱莲、槐花各10 g，甘草3 g。水煎服。

2. 阴茎癌：银花藤、白英（茄科）各30 g，七叶一枝花、蛇莓（蔷薇科）、葎草（大麻科）、土茯苓、半枝莲各15 g。水煎服。

3. 乳腺癌：银花藤、蒲公英（菊科）、白英、龙葵各30 g，七叶一枝花、薜荔果（桑科）、苦楝子、乌药各15 g。水煎服。

4. 子宫癌：金银花30 g，蝎尾10条，蝙蝠6只，蜈蚣4条，百草霜（烧柴草的锅底灰）、血竭、硼砂、白芷、卤砂各10 g，青黛6 g。共研细粉，水泛为丸，用雌黄1/3与雄黄2/3为衣，每日服1.5～3 g，分2次服。

5. 子宫内膜癌：金银花、生鹿角、当归各15 g，蒲公英、牡丹皮、延胡索、桃仁、连翘各10 g，红花、乳香、苏木各6 g。水煎服。

6. 食道癌：金银花、荸荠（莎草科）各15 g，紫花地丁、连翘各8 g，甘草3 g。水煎服。

7. 肿瘤发烧肿痛：①鲜银花藤150 g（捣烂），甘草30 g。水煎至1碗，加入米酒1碗，再煎沸3～5分钟，去渣，每日分3次服。②银花叶、黄芪、当归各30 g，甘草25 g。共研细粉，每次服6 g。③金银花、蒲公英、紫花地丁各15 g。水煎服。

▶**附注** 红腺忍冬花含绿原酸2.15%～2.4%。

药理研究证实，红腺忍冬花有抑菌、抗炎、止血作用。

银杏树皮（白果树皮）

▶**来源** 银杏科植物银杏 *Ginkgo biloba* L. 的树皮或根皮。

▶**形态** 落叶乔木。树皮灰色。枝条分长枝和短枝，短枝上有明显的叶柄痕。叶为单叶，有长柄；叶片扇形，无毛，顶端半月形，宽5～8 cm，为波状缺刻，常为2裂，叶脉叉状并列，在长枝上螺旋状排列散生，在短枝上通常3～5片簇生，秋季落叶前变为黄色。球花单性；雌雄异株；雄花为下垂的穗状花序；雄蕊多数；雌花3～5朵聚生。种子核果状，有下垂的长梗，通常椭圆形，长2.5～3.5 cm，直径

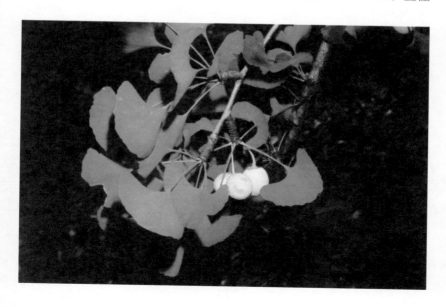

约2 cm，外种皮肉质，成熟时黄色或橙黄色，外面有白粉，搓烂有臭味；中种皮骨质，白色，有2条纵脊；内种皮膜质，淡红褐色；种仁肉质，一端淡棕色，另一端金黄色，横切面可见外层为胶质样，内层呈粉性。花期3～4月，种子成熟期9～10月。

▶生境分布　本种为中国特产。喜生于中等湿润肥沃沙质土上，多为栽培。我国大部分省（区）有栽培；朝鲜、日本及欧洲、美洲等地庭园也有引种栽培。

▶采收加工　春、秋季采，树皮不宜环剥，可每隔约40 cm采剥，均刮去外层粗皮，晒干。用时洗净，切碎。

▶性味功效　苦、涩，平；有小毒。消肿，止痛，收敛。

▶用量　10～30 g。

▶验方　肿瘤：白果树皮25 g，莲蓬（睡莲科莲的成熟花托，又名莲房）5个（烤焦），老南瓜蒂（葫芦科南瓜的瓜蒂）3个。水煎服。连服10～15日为1个疗程。

▶附注　银杏树皮含莽草酸，木部含纤维素、半纤维素、木质素。根皮含白果苦内酯A、白果苦内酯B、白果苦内酯C、白果苦内酯M。

银杏树皮未见有药理研究报道，但银杏外种皮中所含的白果酸、氢化白果酸、氢化白果亚酸、白果酚等酸性成分，其药理活性主要为抗菌、抗炎、抗癌、抗病毒、抗过敏、驱虫、杀虫等。

喜 树 果 （旱莲木果）

▶来源　蓝果树科（或珙桐科）植物喜树 *Camptotheca acumina-ta* Decne. 的成熟果实。此外，根皮或树皮（喜树皮）也人药。

▶形态　落叶乔木，高10～20 m。根粗壮。树皮浅灰色而有浅裂。嫩枝圆柱形，有微柔毛，老枝无毛。单叶互生；叶片长圆状卵形或长圆状椭圆形，长12～28 cm，宽6～12 cm，边缘全缘，嫩时上面有短柔毛，后变无毛，下面疏生短柔毛，叶脉上的毛较密，脉腋有簇

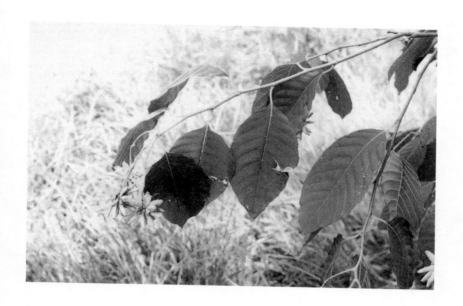

毛。花淡绿色，杂性同株；头状花序近球形，直径1.5～2 cm，通常由2～9个头状花序组成圆锥状，顶生或腋生，上部的为雌花序，下部的为雄花序；花序梗有微柔毛，后变无毛；花萼杯状，5浅裂，裂片边缘有毛；花瓣5片，长约2 mm，外面密生短柔毛，早落；雄蕊10枚。翅果长圆形，长2～2.5 cm，无果梗，顶端截形，有宿存花盘，两侧有狭翅，成熟时淡黄色，干后黄褐色，多数聚集成头状果序。花期5～7月，果期9～12月。

▶**生境分布** 生于沟边、林边，平原路边或栽培。为中国特产。分布于我国江苏、浙江、江西、福建、湖北、湖南、广东、广西、四川、云南、贵州等省（区）。

▶**采收加工** 果实：冬季采，除净杂质，晒干。根皮、树皮：秋、冬季采，洗净，切片晒干。用时洗净，分别切碎。

▶**性味功效** 微苦、涩、凉；有毒。抗癌，散结。

▶**用量** 10～15 g。

▶**验方** 1. 白血病：①喜树果（或喜树根皮）研细粉。装入胶囊内，每次服2 g，每日服3次，病情好转后，改为每次服1 g。坚持服药，避免复发。②喜树果（或喜树皮及根皮）研细粉。水泛为丸，最初每日服3次，每次3 g，以后视病情增减用量。

2. 胃癌，肠癌，肝癌：喜树果（或喜树根皮）12 g。水煎服。

3. 恶性肿瘤：喜树碱注射液（针剂）。每日10 mg，静脉推注。副作用为白细胞减少，腹泻，血尿，恶心和脱发，停药后即可恢复。

▶**附注** 喜树果含喜树碱、11-羟基喜树碱、10-甲氧基喜树碱、脱落酸、丁香脂素、β-谷甾醇、10-羟基喜树碱、11-甲氧基喜树碱、脱氧喜树碱、喜树次碱、白桦脂酸、喜果苷、紫丁香酸、多种鞣花酸、类化合物。全株含喜树碱、以果实中含量最高。根还含喜树次碱、3,3',4-O-三甲基鞣花酸、β-谷甾醇。果实含喜树碱和羟基喜树碱。

药理研究证实，喜树果所含的喜树碱、11-羟基喜树碱、10-甲氧基喜树碱有明显的抗癌作用。喜树果对金黄色葡萄球菌、白色葡萄球菌、卡他球菌、绿脓杆菌有抑菌作用。动物毒性实验表明，过量可见消瘦和便血，白细胞总数下降，肝肾功能有轻度障碍，停药后即能恢复正常。喜树碱的急性半数致死量为122.5 mg／kg。

雄 黄

▶**来源** 为硫化物类矿物雄黄 Realgar 的石块。

▶**性状** 单斜晶系。晶体柱状，柱面常有垂直细条纹，大多为致密块状集合体或柱状集合体。橘红色，少数为暗红色。条痕为浅橘红色。半透明，晶面具金属光泽，断面呈脂肪光泽。硬度1.5～2.0。比重3.4～3.6。性脆。手触之易被染成橙黄色，受光的作用，久则变为淡橘红色粉末。易溶于硝酸，难溶于水。加热则发生火焰，与硝酸钾混合则发生爆炸。加火烧之，冒白烟有毒，并放散出蒜臭气。以块大、熟

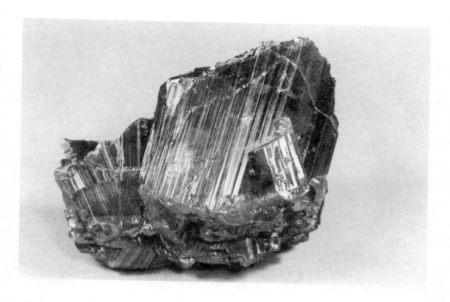

透、质脆、色红、酥松、有光泽者为佳。

▶**产地** 陕西、甘肃、湖北、湖南、广西、四川、贵州、云南等省（区）。

▶**采收加工** 采得后，除去泥土、砂石等杂质，敲碎研细末用，或水飞过备用。雄黄在矿中，质软如泥，见空气即变硬，通常用竹刀剔取其熟透部分，除去泥土及杂质。

▶**性味功效** 辛、苦，温；有毒。燥湿，杀虫，抗菌，消炎。

▶**用量** 0.3～1 g，作丸剂或散剂用。外用适量。

▶**禁忌** 孕妇及阴虚血亏者忌服。外用为主，内服宜慎。

▶**验方** 1. 子宫癌：雄黄、轻粉各3 g，黄柏（芸香科）15 g，梅片0.3 g，麝香0.15 g。共研细粉，分数次外敷患部。

2. 脑癌：雄黄、老生姜各等量。将老生姜挖1个孔（四周约留5 mm厚），把雄黄粉末装入孔内，用挖出的生姜末密封孔口，放在旧瓦上，用炭火慢慢焙干（约须数小时），至颜色金黄，脆而不焦，手捏就碎时，研成细粉，将此药粉撒在烘软的膏药上，根据病变部位、

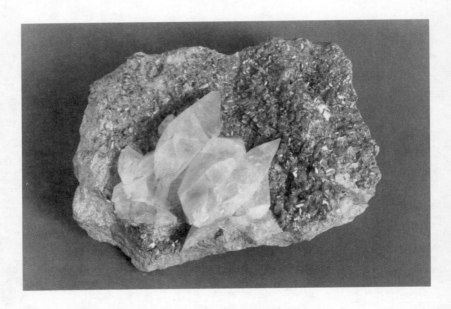

痛点和近端有穴位三结合的原则选定敷贴点，每2日换1次。

所用膏药制法：将麻油用武火加温至起黄泡，不停地搅动，取下稍放片刻，再加温至麻油能在冷水中滴水成珠时，又取下稍冷片刻，再加温，并将预先备好的铅粉均匀缓缓倒下，用木棒不停地搅动，至满锅都是金黄色大泡时，取下，再搅动数分钟，取冷水1碗，沿锅边倒下，去毒收膏，用牛皮纸摊贴即成膏药。

3. 子宫颈癌：雄黄3 g，黄丹、寒水石各15 g，制乳香、制没药、生草乌、川草乌各6 g。共研细末，用鸡蛋清调药末适量敷患处，隔日换1次。

▶**附注**　雄黄的主要成分为硫化砷，还含少量其他重金属盐和硅、铁、铝、钙、镁等元素以及Ti、Mn、Cu、Pb等微量无素。

药理研究证实，雄黄对金黄色葡萄球菌和多种皮肤真菌有抑菌作用。

黑眶蟾蜍（蟾蜍、癞蛤蟆）

▶**来源**　蟾蜍科动物黑眶蟾蜍 *Bufo melanostictus* Schneider 的全体或去内脏后的干燥体（蟾皮）。

▶**形态**　体长7～10 cm，雄性者略小。全体皮肤很粗糙，除头顶部无疣粒外，其余部分均满布大小不等的圆形疣粒。头宽。上、下颌无齿。头部沿吻棱、眼眶上缘、鼓膜前缘和上、下颌缘有明显的黑色骨质棱或黑色线，这是本种区别其他蟾蜍的主要特征。鼓膜大，椭圆形。上、下颌有黑色线。前肢细长，后肢短。趾的基部有半蹼。体色变异很大，一般为黄棕色，略有棕红色斑纹。腹面色浅，乳黄色。趾和指的末端黑色。头的两侧有长椭圆形的耳后腺（耳后腺及皮肤腺分泌白色乳状毒液的加工品即中药蟾酥），当受伤或遇危急时，从耳后腺中分泌出1种白色乳状毒液自卫。雄性有发声的声囊，单个，在咽下。

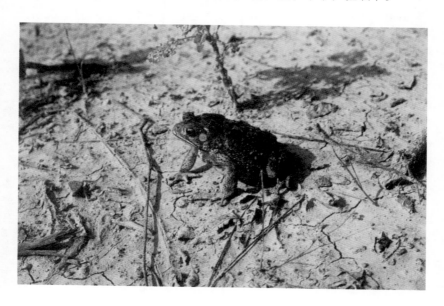

▶**生境分布** 生活在草丛、菜园、田边、水塘边、住宅旁，或栖于土洞、石缝、泥土中，墙脚下，性迟钝，不善于跳跃。分布于江西、浙江、福建、台湾、湖南、广东、广西、海南、四川、贵州、云南等省（区）。

▶**采收加工** 夏、秋季捕捉。捕得后，先采去蟾酥，后将蟾蜍杀死，直接晒干，商品称干蟾；或杀死后除去内脏，将体腔撑开晒干，商品称干蟾皮。

▶**性味功效** 辛，凉；有毒。强心，抗炎，抗肿瘤，抗白血病，抗辐射，利尿，镇咳，祛痰，平喘。

▶**用量** 内服：煎汤，1只；入丸、散，1～3 g。

▶**禁忌** 孕妇，体质虚弱者，血压过高及患急性亢奋性热病人忌服。蟾酥有毒，孕妇忌服，外用时注意不可入目。

▶**验方** 1. 胃癌：活蟾蜍10 kg（洗净）。加水2000 ml，煮4～5小时至皮肉糜烂，加入面粉（或米粉）1.5～2 kg混合，晒干研粉过筛，放入锅中炒至绿色为度（炒黑无效），再研细末，每日服20 g，上午空腹时服12 g，下午空腹时服8 g，用开水送服。连服21日为1个疗程。如不愈，停药7日后继续照前法服5～10日。服药后可出现呕吐、腹剧痛、腹泻、便血；服药期间禁用其他药，停药后可给予中、西药支持疗法。

2. 腹腔癌肿：①活蟾蜍2500 g。用水煮烂，加入面粉1250 g拌成糊状，每日2～3 g，分3次，用开水送服。②干蟾皮研细粉。每次服0.03 g，每日3次，开水送服。

3. 癌症：蟾蜍、白花蛇舌草、半枝莲（唇形科）、半边莲（桔梗科或半边莲科）、黄药子（薯蓣科）、薏苡仁、瓜蒌、白茅根、野葡萄根（葡萄科）、猕猴桃根（猕猴桃科）各等量。研末为蜜丸，每丸重9 g，每日服3次，每次1丸，开水送服。

4. 肺癌：蟾酥0.6 g，龟板、海藻、玳瑁各15 g，鸦胆子8 g。将后4味药放新瓦上，上覆1新瓦，放在炭火上焙至黄色为度，研细粉，加蟾酥研匀，每次服0.6 g，装入胶囊中，每日服2次，开水送服。根据身体强弱，可酌情增减剂量。

▶**附注** 黑眶蟾蜍的皮中含bufotalin 3-suberoyl-L-histidine ester、19-hydroxybufalin、bufotalin 3-suberoyl-L-3-methylhistidine ester、19-hydroxybufalin、bufotalin 3-suberoyl-L-1-methylhistidine ester、bufotoxin、L-组氨酸、L-1-甲基组氨酸、L-3-甲基组氨酸代替精氨酸部分的蟾蜍毒素类等。

药理研究证实，黑眶蟾蜍有抗炎、抗肿瘤、抗感染、抗白血病、抗辐射、利尿、镇咳、平喘、祛痰、局部麻醉、强心等作用。

鹅不食草（球子草）

▶**来源** 菊科植物石胡荽 *Centipeda minima*（L.）A. Br. et Ascher. 的全草。

▶**形态** 一年生卧地小草本。茎基部多分枝，有蛛丝状毛或无毛。单叶互生；叶片小，楔状倒披针形或匙形，长7～18 mm，宽3～5 mm，先端钝，基部楔形，边缘有3～5个锯齿，无毛或下面有珠丝状微毛；近于无叶柄；鲜叶揉之有辛辣味。花小，淡绿黄色或淡紫红色；头状花序扁球形，直径约3 mm，单个腋生；花序梗极短或无花序梗；总苞半球形，绿色，边缘花雌性，多层，花冠管状，2～3微裂；中央花两性，花冠管状，4深裂；雄蕊5枚，花药合生。瘦果椭圆形，长约1 mm，有4棱，棱上有毛，顶端无冠毛。花、果期6～10月。

▶**生境分布** 生于平原湿润草地、园边、田野、路边、荒地、沟边、阴湿屋边。分布于我国辽宁、吉林、黑龙江、内蒙古、山西、河北、河南、山东、江苏、浙江、江西、安徽、湖北、湖南、福建、台湾、广东、广西、海南、四川、贵州、云南、西藏等省（区）；朝鲜、日本、印度、越南、马来西亚及大洋州等地也有分布。

▶**采收加工** 夏、秋季采收，洗净，晒干。用时洗净，切碎。

▶**性味功效** 辛，温。祛风，化痰，止咳，散瘀，消疳，通鼻

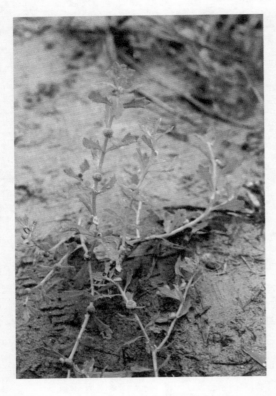

窍，抑癌，抗癌。

▶**用量**　6～10 g。

▶**禁忌**　内服用量过大有腹痛恶心、呕吐等反应，宜饭后服。

▶**验方**　1. 鼻咽癌：鹅不食草、辛夷花各10 g，苍耳草30 g，凉粉草60 g。水煎代茶常饮。

2. 胃癌：鹅不食草10 g，凤尾草（凤尾蕨科）、薏苡仁各30 g，白花蛇舌草60 g。水煎服。

▶**附注**　鹅不食草（石胡荽）含10-异丁酰基-8,9-环氧-麝香草酚-异丁酸酯及其衍生物为伪愈创木内酯类化合物arniclide、brevillin helenalin和3种愈创木内酯类florienalin的C-2酯类、豆甾醇、β-谷甾醇、γ-菠菜甾醇、豆甾醇-3-O-β-D-葡萄糖苷、棕榈酸蒲公英甾醇酯、乙酸蒲公英甾醇酯、蒲公英甾醇、arnidiol、香豆素、鞣质、有机酸、黄酮类、氨基酸、挥发油、1α-3β、19α-23-tetrahydroxyurs-12-en-28-oic acid-28-O-β-D-xylopyranoside、1β,2α,3β,19α-23-pentahydroxyurs-12-en-28-oic acid-28-O-β-D-xylopyranoside、3α,21α,22α,28-tetrahydroxyolean-12-en-28-O-β-D-xylopyranoside、3α,16α,2lα,22α,28-pentahydroxyolean-12-en-28-O-β-D-xylopyranoside。

药理研究证实，鹅不食草乙醇提取物对肿瘤生长具有明显的抑制作用。其所含的brevelin对大鼠Walker 256肉瘤有抑制作用，一些helenalin的衍生物也有抗癌活性。对金黄色葡萄球菌、大肠杆菌、绿脓杆菌、伤寒杆菌有抑菌作用。所含的挥发油有止咳、祛痰、平喘作用。

墓 头 回（木头回）

▶**来源**　败酱科植物糙叶败酱 *Patrinia scabra* Bunge. 的根及根茎。

▶**形态**　多年生直立草本，高30～6 cm。根圆柱形，黄白色，有奇特臭气。茎多分枝，有短毛。基生叶倒披针形，2～4对羽状浅裂，开花时枯萎；茎生叶对生，狭卵形或披针形，1～3对羽状深裂至全裂，中央裂片较大，两侧裂片镰状条形，两面及叶缘均有毛。花小，黄色，聚伞花序在枝顶集成伞房状；花梗及花序轴均有毛；花萼5裂；花冠5裂；雄蕊4枚。果实长圆柱形或卵圆形，背贴近圆形膜质苞片，直径约1 cm，有网纹，种子位于中央。花期6～7月，果期8～10月。

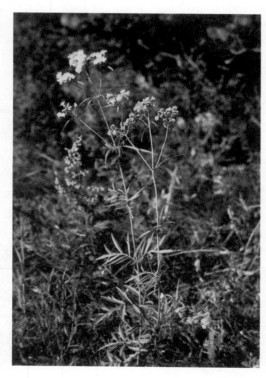

▶**生境分布**　生于山坡草丛中、荒地边、草地

向阳处。分布于我国辽宁、吉林、黑龙江、山西、河北、内蒙古、陕西、甘肃、宁夏、青海、新疆、河南、山东等省（区）；蒙古、俄罗斯、朝鲜、日本等地也有分布。

▶**采收加工**　秋季采收，洗净，晒干。用时洗净，切碎。

▶**性味功效**　苦、微酸、涩，凉。清热燥湿，止血止带，抗癌。

▶**用量**　10～15 g。

▶**验方**　1. 早期宫颈癌：墓头回30 g，红花3 g。水煎服。

2. 胃癌：①墓头回、红糖各30 g，生姜3片。水煎服。②墓头回、黄毛耳草（茜草科）各30 g。水煎服。

3. 直肠癌：墓头回30 g，白花蛇舌草（茜草科）、龙葵（茄科）各50 g，半枝莲（唇形科）、银花藤各15 g。水煎服。

▶**附注**　糙叶败酱的根及根茎挥发油含β-石竹烯，α-葎草烯、3,7,11-三甲基十二四烯、异戊酸、反松香芹醇、龙脑、异蒎茨酮、α-松油醇、桃金娘烯醇、反式石竹烯、石竹烯氧化物、β-蒎烯、decahydro-4,8,8-trimethyl-9-methylene、1,4-methanoazulene、石竹烯、α-古芸烯、β-古芸烯、正十六烷等45种化合物。

药理研究证实，墓头回对小鼠S_{180}肉瘤抑制率达62.5%，与厌氧棒状杆菌联合应用抑瘤率升至81.3%。经墓头回治疗后肿瘤消退的小鼠，于1个月、5个月后再次接种同种瘤细胞时，观察1个月未见肿瘤形成，而对照组则全部形成肿瘤，并于15天内死亡。电镜观察可见墓头回对小鼠S_{180}腹水瘤细胞有直接杀伤作用。

蜈　蚣（金头蜈蚣、天龙、百足虫）

▶**来源**　蜈蚣科动物多棘蜈蚣 *Scolopendra subspinipes multidens*（Newpovt）. Koch 的全体。

▶**形态**　体长而扁，长10～15 cm，宽约1 cm，全体由22个（头板1个，背板21个）同形的环节组成。背板每个体节各有脚1对，共21

对，脚的末端有爪。头部有1对细长分多节的触角和毒钩。单眼4对。头背和第1背板金红色或红褐色，末背板有时近黄褐色。胸板和步足均为淡黄色。颚肢齿板的齿数为"6+6"，第20步足没有跗棘，尾足的前肢背面内侧有2棘，腹面外侧2～3棘，腹面内侧有2棘。

▶**生境分布**　多栖息在潮湿阴暗处、丘陵地带的温暖处，白天隐伏在墙基，腐木，土块等处，怕日光，夜间活动。或人工养殖。分布于我国浙江、湖北、广东、广西、海南、四川等省（区）；越南等地也有分布。

▶**采收加工**　春、夏、秋季捕捉，捉住后用1条两端削尖的竹片，一端插入颚下，另一端扎入尾部上端撑起，晒干或微火烘干；或先用沸水烫死后，晒干或微火烘干。本品易生虫、发霉，应贮放干燥处或石灰缸中。或整条放入油中浸渍，即成"蜈蚣油"。用时去掉头脚，洗净，微火焙黄，剪成短段，或直接取蜈蚣油外用。

▶**性味功效**　辛、温；有毒。息风镇惊，攻毒散结，抗癌，抗炎，镇痛。

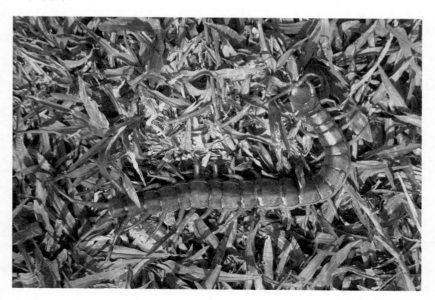

►**用量**　1~2 g。

►**禁忌**　孕妇及体虚无湿毒者忌用。

►**验方**　1. 胃癌：蜈蚣50条，黄连150 g。共研细粉，每次用3 g，每日服2次，开水送服。

2. 宫颈癌：蜈蚣2条，黄柏15 g，轻粉3 g，冰片0.3 g，麝香0.15 g。共研细粉，每次用带线的消毒棉球沾裹适量药粉，放入子宫颈患处，每日换1次。

3. 肝癌：蜈蚣、地龙、蛇蜕、蜂房、全蝎、蒲公英、板蓝根各30 g，白花蛇舌草（茜草科）250 g。共研细粉为蜜丸，每丸重6 g，早、晚各服1丸，开水送服。

4. 胃癌、腹腔内癌肿：①蜈蚣5条（酒炙研细粉）。每次服3 g，将药粉放入2个鸡蛋黄内搅匀，沸水煮熟食，每日1次。②蜈蚣6条，金银花100 g，水蛭24 g，昆布、海藻各15 g，三棱、莪术、枳实各12 g。水煎，浓缩成糖浆，每次服30 ml，每日服3次。初服时有恶心、胃痛、饱胀等反应。

5. 皮肤癌：①蜈蚣1条，百部6 g，白矾3 g，雷丸1只。共研细粉，用酸醋调匀敷患处。②蜈蚣30条，番木鳖（马钱科马钱子）250 g，天花粉、细辛各10 g，白芷、蒲黄各3 g，雄黄、紫草、穿山甲各1.5 g，白蜡60 g。番木鳖水煮去皮毛，先将上药（番木鳖和白蜡除外）放入300 ml麻油内煎至药枯，去渣，再放入番木鳖炸至黄色（忌炸焦），捞起，熬成的油加入白蜡，涂敷患处。

6. 癌肿：蜈蚣10条，金银花30 g。水煎服。

►**附注**　蜈蚣含总脂7.2%，蛋白质64.6%，游离氨基酸6.3%，并含15种脂肪酸（其中不饱和脂肪酸占72%）、21种氨基酸和12种微量元素。蜈蚣油中含油酸、亚油酸、亚麻酸、棕榈酸、十六碳-烯酸等脂肪酸，是以不饱和脂肪酸为主体的脂质成分。

药理研究证实，蜈蚣有抗炎、镇痛、降压和抗肿瘤作用。蜈蚣毒有溶血活性，且药材蜈蚣毒活性较活体蜈蚣大大降低。蜈蚣（1：4）水浸液对奥杜盎氏小芽胞癣菌、堇色毛癣菌、许兰氏黄癣菌、红色表皮癣菌、紧密着色芽生菌等皮肤真菌有抑菌作用。

墨 旱 莲（黑墨草、旱莲草）

▶**来源**　菊科植物鳢肠 *Eclipta prostrata* （L.）L. 的全草。

▶**形态**　一年生草本。茎平卧地面或斜升。有伏贴糙毛，鲜茎和鲜叶折断后，断面逐渐变黑色，或新鲜茎叶揉之汁液黑色，晒干后全草变黑色。单叶对生，叶片长圆状披针形或披针形，长2～5 cm，宽1～2 cm，边缘有锯齿或全缘，两面均密生伏贴糙毛；叶柄极短。花白色；头状花序直径6～8 mm，有长柄，单个生于枝顶或叶腋；边缘的花舌状，雌性；中央的花管状，两性，花冠管5齿裂；雄蕊5枚，花药连合。瘦果扁四棱形，长约3 mm，黑色，无毛，顶端无冠毛。花、果期6～10月。

▶**生境分布**　生于潮湿的沟边、河边、田边、路边、草地、田

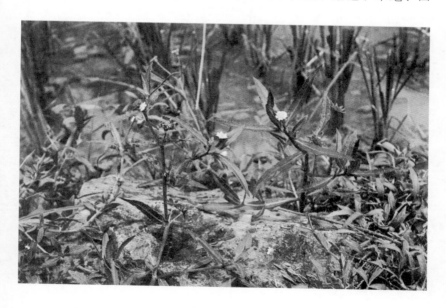

间、屋旁。分布于我国各省（区）；世界热带和亚热带地区也有分布。

▶**采收加工** 夏、秋季采收，除去杂质，鲜用或晒干。用时洗净，切短段。

▶**性味功效** 甘、酸，寒。凉血止血，养阴清热，抗肿瘤。

▶**用量** 6～12 g。

▶**禁忌** 虚寒者忌服。

▶**验方** 1. 食管癌，胃癌，肝癌：鲜墨旱莲500 g。捣烂绞汁，炖温服或调糖服，每日2～3次，每次1剂。

2. 肝癌：①墨旱莲30 g，狗肝菜（爵床科）、虎杖根（蓼科）、古羊藤根（萝摩科马连鞍）各15 g，白毛茶叶（山茶科）10 g，甘草6 g。水煎服。每日服1剂。②六棱菊（菊科）、紫金牛（紫金牛科）各30 g，土党参（桔梗科）15 g，白毛茶叶10 g，甘草6 g。水煎服，每剂服2日。先服①方18剂后，改服②方18剂，再继续服①方至痊愈。

3. 子宫癌：①墨旱莲15 g，三白草（三白草科）、黄独块茎（薯蓣科）、葛根各30 g，白芍10 g。水煎服。②墨旱莲、白英（茄科）、龙葵（茄科）各30 g，黄毛耳草（茜草科）15 g。水煎服。

▶**附注** 墨旱莲含豆甾醇、α-三噻吩、蟛蜞菊内酯、去甲基蟛蜞菊内酯、刺囊酸、齐墩果酸、旱莲苷A、旱莲苷B、旱莲苷C、旱莲苷D、胡萝卜苷、豆甾醇-3-氧葡萄糖苷、β-谷甾醇、硬脂酸、鳢肠素、怀德内酯、鞣质、苦味质等。

药理研究证实，墨旱莲有较强的抑癌和抗肝炎活性，对环磷酰胺诱发小鼠PCE（骨髓多染红细胞）微核有明显的抑制作用，对染色体损伤和肝损伤有保护作用，还有抗菌消炎和止血作用。墨旱莲煎剂可提高机体的免疫功能。

薏 苡 仁（薏米）

▶**来源** 禾本科植物薏苡 *Coix lacrymajobi* L. var. *ma-yuen*（Roman.）Stapf 的成熟种仁。

▶**形态** 直立草本，高1～1.5 m。秆直立，节环状而明显，基部节上有支柱根。单叶互生；叶片条状披针形，长10～40 cm，宽1.5～3 cm，先端尖，基部渐狭呈鞘状，边缘粗糙，两面均无毛；叶鞘光滑无毛。总状花序成束生于叶腋，长5～10 cm，总穗1～6个，穗柄长短不一；雄小穗生于总状花序上部，雄蕊3枚；雌小穗位于总状花序基部，包藏于总苞中。颖果饱满，淀粉丰富，卵形或卵球形；种仁白色或黄白色，宽卵形，长4～8 mm，宽3～6 mm，厚约4 mm，膜面有1条宽沟，沟底粗糙，褐色，基部有棕色种脐，质地粉性坚实。花期7～9月，果期9～10月。

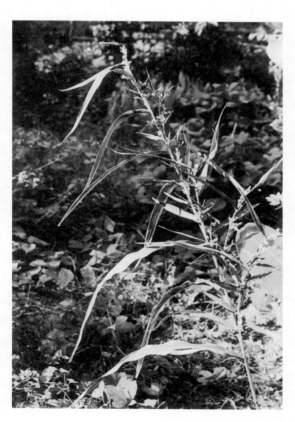

▶**生境分布** 栽

培植物或逸为野生。分布于我国辽宁、陕西、河北、河南、江苏、浙江、江西、安徽、湖北、湖南、福建、台湾、广东、广西、海南、四川、贵州、云南等省（区）；亚洲热带、亚热带地区的越南、泰国、缅甸、印度、马来西亚、印度尼西亚、爪哇、菲律宾等地也有分布。

►**采收加工** 秋季果实成熟时采割植株，晒干，打下果实，再晒干，除去外壳、黄褐色种皮及杂质，收集种仁。用时洗净。

►**性味功效** 甘、淡，凉。健脾渗湿，除痹止泻，清热排脓，抗癌。

►**用量** 10～30 g。

►**验方** 1. 胃癌：薏苡仁30 g，白花蛇舌草50 g，白茅根40 g。水煎服，白糖为引。

2. 肝癌：薏苡仁、半枝莲、半边莲、穿破石（桑科）、金钱草（或广金钱草）各30 g，玉簪花（白花）根1.5 g。水煎服。

3. 食道癌：薏苡仁、乌药各30 g，白花蛇舌草100 g，龙葵（茄科）、黄药子（薯蓣科）各10 g，乌梅6 g，三七粉1.5 g（另包，冲服）。水煎服。

4. 乳癌：薏苡仁30 g，白花蛇舌草100 g，全蝎10 g，甘草6 g。水煎服。

5. 肺癌，肠癌：①薏苡仁300 g。捣碎，水煮食。②薏苡仁、鱼腥草、蛇莓（蔷薇科）、白英（茄科）、四叶参（桔梗科羊乳）各30 g。水煎服。

6. 鼻咽癌：薏苡仁、紫草各15 g，龙葵、白花蛇舌草、金银花各25 g，野菊花、生地黄、麦冬各12 g，山豆根（豆科或蝶形花科越南槐）、甘草各9 g。水煎服。

7. 绒毛膜上皮癌：薏苡仁、鱼腥草、赤小豆各30 g，败酱草（败酱草科）15 g，党参、黄芪、当归、茜草、阿胶珠（另包，烊化冲服）、甘草各10 g。水煎服。腹中有块者加蒲黄、五灵脂各10 g；阴道出血者加贯众炭10 g；胸痛者加郁金、陈皮各10 g，咯血重者加白及15 g，同煎服。

▶**附注**　薏苡仁含薏苡仁酯，还含碳水化合物（79.17%）、脂肪（4.65%）、蛋白质（16.2%）、甾体化合物、顺十六烯酸。种子含脂肪油，油中含薏苡仁酯、薏苡内酯，氨基酸类（亮氨酸、精氨酸、赖氨酸)、豆甾醇、β-谷甾醇、γ-谷甾醇、脂肪酸、蛋白质、葡萄糖、氯化钾等。

药理研究证实，水醇法提取薏苡仁对S_{180}及肝癌有明显的抑癌活性，实验重复多次抑癌率稳定在40%～45%之间，同时具有预防癌症作用，对多种化疗药物有较强的增效作用，还有清热、镇静、镇痛和降血糖作用。

壁　虎（盐蛇、守宫）

▶**来源**　壁虎科动物纵斑蜥虎 *Hemidactylus bowringii* （Gray）的全体。

▶**形态**　体长约12 cm。体长和尾长几乎相等。头部扁，吻钝圆，耳孔细小，椭圆形。鼻孔在吻鳞和第1枚上唇鳞的上方。头和体的背面有细鳞。后肢粗壮，指和趾膨大，指、趾的底部有褶襞皮瓣，成双行排列，成为吸盘；指、趾的末端有爪。喉部有声带，能发出吱吱声。尾易断、易生。活动季节4～11月。

▶**生境分布**　栖息于墙缝、门缝、屋檐、树洞、石隙。白天隐伏，夜间活动。分布于我国福建、台湾、广东、广西、海南、云南等省（区）；东南亚等地也有分布。

▶**采收加工**　夏、秋季捕捉，应注意勿使尾部脱落，鲜用或文火烘干。用时洗净，切碎或研成细粉。

▶**性味功效**　咸，寒；有小毒。祛风，镇惊，散结，解毒，抗癌。

▶**用量**　1～2条。

▶**禁忌**　体虚者及孕妇慎用。

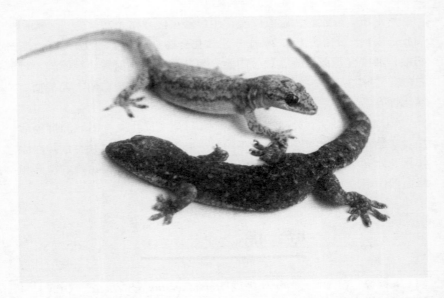

▶验方　1. 食道癌：壁虎2条，大米适量。共炒至焦黄色，研细粉，分2～3次服，用黄酒少量调服。

2. 胃癌，食道癌：①活壁虎10条（连尾），米三花酒500 ml。用米三花酒浸泡壁虎7～10日后用，每次服10～15 ml，每日服3～4次，饭前半小时服，服时宜慢慢吮之。②壁虎7条（砂锅炒焦），人参（生晒参）、木香、朱砂各5 g，乳香3 g。共研细粉，蜜丸如绿豆大，每次服7丸，早、晚各服1次，用木香10 g煎汤送服。

3. 子宫癌、乳癌：壁虎1条，鸡蛋1个。将壁虎文火焙干研细粉，在鸡蛋一端开1个孔，将壁虎粉放入鸡蛋内，用纸将孔封闭，再将鸡蛋蒸熟，去壳，放瓦上焙干，研细粉，用陈酒或开水送服，每日服1剂，1次服完。

4. 癌症：①壁虎1条。文火焙干，研细粉，每日服0.2 g，用米酒送服。②壁虎1条。用面粉糊包裹成鸭蛋大，研烂做饼，烙熟食，每日1次。③壁虎1条，除去内脏，与猪瘦肉适量共捣成肉饼，蒸熟食，每日1次。④壁虎、全蝎各15 g，蜈蚣10条，红娘子（蝉科动物）30 g。共研细粉，每次服0.3 g～0.15 g，每日服3次，开水送服。

▶**附注**　壁虎（纵斑蜥虎）含脂肪油、硬脂酸、甘氨酸、脯氨酸、谷氨酸、丙氨酸、精氨酸、天门冬氨酸、赖氨酸、亮氨酸、丝氨酸、苯丙氨酸、苏氨酸、缬氨酸、异亮氨酸、酪氨酸、γ-氨基丁酸、组氨酸、半脱氨酸等多种氨基酸。还含磷、钾、钠、钙、硅、铝、镁、铁、锂、硼、钛、锌、铜、钡、锶、镍、铅、锰、锡、锆、镓、铍等。并含丰富的维生素F。

药理研究证实，壁虎有抗癌作用，还有抗惊厥，抑菌及溶血作用。

蟾　蜍（癞蛤蟆）

▶**来源**　蟾蜍科动物中华大蟾蜍 *Bufo bufo gargarizans* Cantor 的全体或蟾蜍皮（除去内脏后的干燥体）。

▶**形态**　体长约10 cm以上，雄性者较小。全体皮肤极粗糙，除头部较平滑外，其余部分均满布大小不等的圆形瘰疣。头宽，口阔，吻端圆，吻棱明显。口内无助骨齿，上、下颌亦无齿。近吻端有小形鼻孔1对。眼大而凸出，后方有圆形的鼓膜。头顶两侧各有大而长的耳后腺（耳后腺及皮肤腺分泌白色乳状毒液的加工品即中药蟾酥）。体躯短而宽。在生殖季节，雄性背面多为黑绿色，体侧有浅色斑纹；雌性背面色较浅，瘰疣乳黄色，有时自眼后沿体侧有斜行的黑色纵斑；腹面不光滑，乳黄色，有棕色或黑色的细花斑。前肢长而粗壮，指侧微有缘膜而无蹼，指关节下瘤多成对，掌突2，外侧者大。后肢粗壮而短，趾侧有缘膜，蹼尚发达。雄性前肢内侧3指有黑色婚垫，无声囊。

▶**采收加工**　同黑眶蟾蜍。

▶**性味功效**　同黑眶蟾蜍。

▶**用量**　同黑眶蟾蜍。

▶**禁忌**　同黑眶蟾蜍。

▶**验方**　同黑眶蟾蜍。

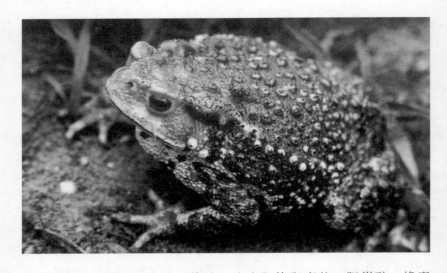

▶附注 蟾蜍（中华大蟾蜍）皮含脂蟾配毒基、胆甾醇、蟾毒灵、日蟾毒它灵、蟾毒它灵、华蟾毒精、远华蟾毒精、β-谷甾醇、棕榈酸胆甾烯酯、N-苯基-2-萘胺、去氢蟾蜍色胺氢溴酸盐、蟾蜍它灵3-丁二酰精氨酸酯、蟾蜍灵3-丁二酰精氨酸酯、华蟾毒精3-丁二酰精氨酸酯、脂蟾毒配基3-丁二酰精氨酸酯、cinobufagin 3-glutaroyl-L-arginine ester、cinobufagin 3-succinoyl-arginine ester、cinobufagin 3-adipoylarginine ester、cinobufagin 3-pimeloyl-arginine ester、cinobufotoxin、bufalin 3-succinoylarginine ester、gamabufotalin 3-succinoylarginine ester、gamabufotalitoxin、vulgarobufotoxin、华蟾毒它灵、南美蟾毒精。

药理研究证实、蟾蜍（或蟾蜍皮）有抗肿瘤、抗辐射、局麻、强心、升压、增强免疫力、改善微循环等作用。